この、ケアなるもの

外口玉子自撰集

ゆう書房

序

いま、私は現場に在り続けています。ここケアセンターに集い、病と向き合いながらその現実を生き抜いてきている人たちと、かけがえのない時間を共にしています。それは、まさに私自身の生き方としか言いようのない、この場への身のおき方、人とのかかわりのあり方なのですが、そのなかで日々〝発見と気づき〟を得ています。

私自身が引き出されていくかのような〝磁場〟の働くなかで、一人ひとりが紛れもない自分の物語を紡いでいるところに私は居合わせています。それは〝ケアなるもの〟とも呼び得るようなここでの仕事のありようを裏打ちし、後押しするものとなっています。

そして、ここに集う人たちのその依って来たるところに寄せ、私は「うーん、そうなのか」「そう思ってのことだったのか」「うん、そのようなやり方もあるね」「自分なりにやれているじゃない」などと一人ひとりのその来し方に思いをいたすのですが、これまで自分がやってきたことに心寄せる人の存在を得たときに、その人は自ら語り出し、表現する力を支えられます。

ある人は想像を絶するほど長期にわたって理不尽な入院を強いられ、また十数回に及ぶ入退院を繰り返してきたにもかかわらず、めげずに、ようやくにして自分の希望する自由な過ごし方のできる居場所を手に入れ、若い頃から抱き続けてきた夢である哲学や文学を語ること、そして詩や小説を書くことを続けていきたいとの熱い想いを私の仕事部屋を訪れては語ってくれました。とりわけ、人の出入りの少ない休日、あるいは夜間の静けさを待ち、日中、思索にふけっていた共同住居の自室から出て、階段を降りてきて、部屋のドアをノックします。そして「やあ、まだお仕事してますね」とその姿を見せ、失ったその長い年月を、取り戻そうとでもするかのように語り始めます。その人が、この場に在り続けて、八十余年の生をまっとうし得たのは、自由な表現を尊重されるなかで自分の尊厳が守られたと実感できて、入院中には拒んでもいた薬を飲むことを、自らに課す力を支えられたからでした。

その人は、私たちの会の「ニュースレター」が発行されると、他の誰よりも先に、その「巻頭言」の内容を評論しました。ある若いスタッフが、その人に認められて話に加わるようになってからのこと「今号の巻頭言には、本当に恐れ入りました。これは、A先生の〝精神衛生論〟を、こえていますね。〝哲学〟ですよ。いや、哲学をこえて〝愛〟です」と言い切り、真正面から自分と向き合う人がそこにいることで、これまでの自分が伝わったとの実感を得たことに支えられ、まるで「よくぞわかってくれた」とでも言わんばかり、そのことを鮮やかに表現しました。

そして「これまでの巻頭言を、おまとめくださいよ。何冊もの本になりますよ。いいと思います。自分は、若いとき描いた油絵も何も皆、あるときに破り棄ててしまって、若気の至りで、お恥ずかしい限りです。そのときは少々おかしくなっていて、おふくろにも姉さんにも、迷惑をかけました。そのおふくろが、一枚だけ、絵をとっておいてくれたんです。それがいま自分の部屋に飾ってあるあの『花』と『風景』の絵なんですよ。さあもう遅い時刻ですよ。まだお仕事、頑張るんですか。それならこちらも、負けちゃあ、おられません」と言って、そそくさと二階の自室へと戻っていきました。

ここケアセンターでは、一人ひとりの選択が支えられて、それぞれに自分の担えることや、役割を見つけて過ごしています。皆が日中の活動を終えたあとには、ひとしきり、私の仕事部屋の前の狭い廊下は人の往来で賑やかになります。

奥のロッカーコーナーへと小走りに帰り支度に向かう人、挨拶を交わし家路に急ぐ人、ケアセンターの夕食サービスを希望して食堂や居間でくつろぎながら待つ人、同じ方向に帰る仲間と誘い合って食料品の買い物をしに行く人…。それらの帰っていく人たちと入れ替えに、栄養バランスのよい夕食サービスを楽しみに就労先から駆けつけて来る人、仲間と語らうことで一日の緊張を解きリフレッシュする時間を求めて来る人、夕方のシャワーやお風呂を使ってその後の時間を居間で新聞に目を通して過ごしている人、洗濯機や乾燥機を使いに来がてら居間のソファで寝転んだり本を読んだりしている人…、そしてまた、気の合った仲間たちと落ち合い連れ立って、遊びに出かけて行く人…。それぞれが保ち続けてきている暮らし方が、伝わってきます。

夜九時を過ぎてからは、塾から帰って来る最年少の青年が「ただいま」と顔を見せたあと食堂で遅い食事をとります。そのあとも、なじみの喫茶店で閉店まで過ごしてきて、遅い夕食と入浴をする人もいます。やがて居間でお茶を楽しみながらいつも語り合っている仲間たちが、それぞれの部屋に戻って行きます。

いま、このような場に在り続けているなかで、自撰集をまとめることを動機づけられたのは、自らの歩みを振り返り、これからを引き継ぐ人たちとともにその過程を改めて学び合いたいと思ったからに他なりません。その歩みは、とりもなおさず、私がいろいろな方向から〝ケアなるもの〟の価値を浮き彫りにしてくる道程でありましたし、それらを、このたび形あるものにして手渡していくことができればと願ってのことです。

この五十年余りの著作をひも解いたとき、私はこの仕事を始めた初期からずっと、当事者から示されてきたことを、どう受けとめて、どのようにかかわっていくかを問い、その言葉化を試みて共有したいとの願いを持ちつづけてきていることが確認できました。その時々に見いだしたことを伝えようと努力してきましたが、いま見返してみると、つたない表現が多々見られます。しかし、そのなかに込められた私の思いをぜひ察してくださり、さらなる〝ケアなるもの〟の理解に向け、歩を進めてくだされぱと期待している次第です。

本書に収載した著作については、初出時の題名、出版年その他をそれぞれの文末に示しましたが、巻末にも初出文献一覧として、改めてまとめて提示しております。また、今回の掲載にあたり、看護婦・保健婦などの文中の表記についてはすべて現行の「看護師」「保健師」に改めるとともに、全文を読み直し、表現の一部を修正・加筆しています。

本書に撰じた著作の多くは、実践家たちとの語らいと学び合いによるものであり、かつてその記録化作業の現場に立ち会ってくださった鈴木徹一さん（バオバブ社）には、今回も編集協力者としてお力添えをいただきました。また、著者としての私の意図を受けとめ、本書を具体的な形にしていく作業への協力を惜しまずに、出版の労をおとりくださった「ゆう書房」の牧野浩一さんに、この場を借りて深く感謝したいと思います。

二〇一四年、深まりゆく秋に

外口　玉子

目次

この場だからこそ
——生き方・暮らし方の〝選び直し〟に添う【社会福祉法人かがやき会 NEWS LETTER 巻頭言】 199

第Ⅰ部

ケアの成り立ちとその表現

方法としての事例検討

人が人にかかわるということ

　直接的ケアの担い手である看護師が、臨床状況に参与し、そこで生じている現実に直面するなかで、どのようにしてその時その場の行為を選び、自分の行ったことの成り行きを見届け、意味づけしていくことが可能なのか。ここ二十年余りの間、私が自分自身の看護体験をも含めて多くの看護師仲間たちと本書で主張する〈事例検討〉を試みつづけてくることができたのは、いうまでもなく、この問題意識に支えられてのことである。

　こうして今、序文を記すにあたって思いおこしてみると、私自身がそのときどきに医療現場に通用している価値との葛藤に悩み、かつそれを乗りきってくる力とすることができたのは、現実のなかのありのままの自分を認めることから始まっていることに思い至る。いうならば、看護の現実の重さや、その現実のなかで患者とかかわっている自分に影響している事柄がどこからどう由来するものであるかを、そのときどきの私なりに自覚できたとき、その重さを担いなおす勇気をもつことができたように思う。〈事例検討〉の提唱は、この私自身の臨床における継続的な〝葛藤と解放〟の原体験ともいうべきものに裏づけられてのことである。

近代に入って、医療における患者の処遇は、教育と技術の独占を背景にして隣人と専門家とを限りなく分け隔てていく方向へ、きわめて偏りのある発達のしかたを遂げてきている。こうした医療状況にあって、ケア（＝人による人の世話）の担い手が自分の行っていることを見据え、そこでの自分のやり方に反映している信条・価値に気づいていくことは容易なわざではない。そこには、従来の価値とのぶつかりあい、とらわれ、つまずき、そして立てなおしのプロセスが繰り返し展開されているはずである。それゆえに、看護師は自分自身の実践が依って立つ基盤としての新たな価値の発見を迫られつづけているのである。

ではいったい、この看護に共通の価値の発見、すなわち、それぞれの看護師にとっての自己の看護観の形成は、どのようにして達成され得るのだろうか。あらかじめ与えられ、もっている看護の知識なるものは、いわば先人の実践行為を含めた知恵の集積である。現実の臨床状況にあって、その時その場の判断と行為とを要請されているそこでの看護師にとって、それらの知識は、その時その場の自分の知覚によって選びとり、自分の内側を通して行為として生みだしていったときに、はじめて価値をもつものである。ここには、まさに判断し、まさに行為する看護師である自分がどのような知識をそこで動員しようとしたかを自覚し、その意味を見出していく過程が前提としてある。この前提としたことに焦点をあて「なぜ自分がその知識を選びとり、使ったのか」の根拠をたどっていくことによって、看護師の主体形成が可能となると考えられるのである。さらにそれは、たえず実践的行為を通して確かめられる必要があり、より確かなものへと高められていくことがめざされる。

こうした知識の内面化（＝価値化）と、主体形成の手続きともいえるものによって、それぞれの看護師は、看護体験を自分のなかに積みあげていくことができるのであろうし、それが看護の知恵として共有されていくことをも可能にするのである。

看護師の動作を引きおこし、その関心を集中させるものは、患者のそのときどきの状況に対する知覚のしかたや、それにもとづいて示されてくる患者の言動である。看護をすすめる手がかりは、患者の示す自立・成長に向かうこの微妙な兆しを察知することのできる看護師の力に関連する。それはまた、個々の患者とかかわっている限りで感じとることのできるものであるだけに、看護師は、患者との相互関係のなかで生じている事柄や互いにとりかわしている体験を、丹念に吟味していくことが求められるのである。この患者アプローチの過程で看護師が行っていることは、とりもなおさず一般に対象認識と呼ばれてきている範疇のものであるが、この場合の吟味のプロセスは、従来の分析的な対象認識とは区別される接近法であるということができよう。

私が看護体験を振り返るときに基軸としているものは、その時その場の私の看護行為を動機づけた力ともいえる行為の底を流れていた〝思い〟と、その行為に反応して患者が示す言動によって改めて私のなかに引きおこされてくる〝思い〟との間に生ずる〈差の感覚＝ズレ〉である。また、事例検討の過程においても、私は、その検討の場の提起者である看護師に反応しながら、その看護師によって語られている患者のイメージを自分のなかでふくらませ、かつその患者にかかわっている現場でのその看護師をイメージして自分をかかわらせている。いわば、こうした〝イメージ・プロセス〟ともいわれる過程では、これらのイメージの突き合わせにより、私のなかに生じてくる〝ズレの感覚〟を基軸にして、小きざみな軌道修正をたえず繰り返していっている。この〝ズレ〟としかいいようのない部分の意識化によって、それまでの自分のなかに描かれていたイメージを突きくずされ、さらにまた新たなイメージを構築しなおしていくという連続を通して〝看護リアリティ〟を獲得するやり方をとっているのである。

臨床状況における行為の選択と決断は、その直前の自分にはさまざまな思い（＝判断）が生じていたにもかかわらず、その行為に踏みきる瞬間には、部分であったはずの一つの思いをとりあえず仮の拠りどころとして想像力で補い、そこで必要とされている援助行為を編みだしていくわけである。したがって、その時の看護師がその行為の結果からのみによって満足してしまったり、あるいは、その時その場の看護師が仮の拠りどころとした思いやそこから導きだされた判断の是非をその行為の結果からのみ問うてしまうことはきわめて危険なことであり、一面的な偏った理解となることを銘記しておく必要がある。たえず行為化する直前の思いのところにまで立ちもどっていき、自分が行為化するときに依拠した思いは全体のどの部分であったのかについて、突き合わせてみる必要がある。その突き合わせのなかで生じる〝ズレ〟を手がかりに、自分のなかで、いま一度全体を描きなおそうとすることによってはじめて、行為化に踏みきったとき、とりあえず保留にしておいた思いや判断を再確認することができる。ここが、まさに看護体験の振り返りの起点となる。

こうした部分から全体を把握し、発見と気づきに至るためのアプローチの方法は、〈事例検討〉において参加者がそれぞれに想像力をはたらかせて行っていることとも重なってくる。

行為者にとっては、いくつかの思い（＝判断）のうちのたった一つに過ぎなかったはずのことが、行為化と同時に、その際に依拠した部分の判断がすべての判断として固定化され、その行為によって生じてくることの責任を引き受けつづけさせられていくことになる。私に〈事例検討〉の提唱を動機づけ、その意図するものを成り立たせている実践的行為のもつ厳しさとは、このことに関連しているのである。

私が、人が人にかかわるとはどういうことなのかを、看護という仕事においてとらえなおそうとすることをかくも執拗に追い求めてきた理由の一つは、実践的行為としての看護の行為化のプロセスにおいて、こうした複合的な現実のなかの自己の発見と統合の世界が展開されていることに意義を見出してもいるからである。そして、一人の生活者としての相手である患者と、看護師である自分とのかかわりのなかでその意義を発見し合うことによって、私は患者とかかわる勇気を与えられ、実践の場にありつづけることを支えられている。

以上のような、私自身の〈事例検討〉提唱の基本モチーフでもあり、本書をつくりあげていく視座ともいうべきものは、次の事柄に集約される。

事実の一面的な見え方を乗り越え、その多重的世界を把握することを通して、より真実に近い現実を獲得していくことは、どうすれば可能となるのか。また、そうした学習をなし遂げていくための要件は何なのか。しかも、この全学習過程は、どのように表現し得るものなのか。

〈事例検討〉のなかで私がめざしていることは、看護にのみ固有なものではなく、私たちの時代のあらゆる分野に共通する〝主体形成と対象認識〟の問題につらなっているものである。

このたび、これまでさまざまな場で事例検討を試みてきている仲間たちに、あえて夏季集中ゼミナール（一九八〇年七月）への参加を呼びかけたのは、実践の場にいる看護師たちの継続学習への渇望の大きさと、その方向性に対する疑問があってのことである。全国各地で、それぞれに意欲的に取り組んでいる者たち七十数名が一堂に会して学習し合う場を組織する以上、当然のこととして多大なエネルギーをさかれることを覚悟の上で臨んだのではあったが、企画当初の予想をはるかに越えて、私自身、参加者それぞれとの〝出会い〟と〝挫折〟と〝立てなおし〟の体験の渦のなかに投げ込まれたのである。夜を徹する討議にあけくれた四泊五日の夏季ゼミナールにつづく、半年あまりにわたる「事後検討」（アフター・ミーティング）の場づくりを担い、それと並行して行ってきた本書の編集作業の過程もまた、それ自体、再び体験を振り返るというダイナミックなグループ学習のプロセスでもあった。

本書は一方で、集録としての性格をもちつつも、あの場に参加していなかった仲間たちへのメッセージの意味もこめて、ゼミナール後に新たな意図をもって編集されたものである。本書がこのような形になるまでには、行為と表現をめぐる根本の問題にまでさかのぼって検討しながらの、いくつかの紆余曲折を経ている。ここでいう〈事例検討〉が参加者の現場にもどってからの看護への取り組みを支えることをめざしている以上、活字化されることによって、検討された事柄のリアリティと切り離され、出来事のみが取り沙汰されていくことを最も危惧した。そのつどに見舞われた不安、ためらい、迷いをここまで乗りきってこられたのは、あの諏訪湖畔での討論の場に関与した以上、その〝らせん的〟としかいいようのない体験学習の連続のなかに身をおき、そこで生じたことを丹念に拾いあげて責任をとっていく以外なかったからである。いいかえれば、直面させられた現実を回避せず、踏みとどまる力を高めていくという〈事例検討〉への思い入れをしている私自身に課せられた実践でもあったのだと思う。

本書の第I部は、ゼミナールの主題である〈方法としての事例検討〉の総論ともいうべきもので、これには、ゼミナール初日の冒頭に、私自身が行った「問題提起」と、いま一つは〈方法としての事例検討〉を位置づけていくための手がかりとして、看護領域における「事例研究と事例検討」に関するいくつかの主張をゼミナールの場で比較検討したものとが含まれる。

第II部は、ゼミナールの第二日目に行われた五人の看護の実践者からの「指定報告」である。一人を除くすべての報告者が、ゼミナール以前にそれぞれの職場において私を助言者として迎え、自分自身が事例提供者となって行った事例検討会での体験を振り返って報告している。本ゼミナールを企画するにあたって「問題提起者」である私から、そのときの事例検討はそれぞれにとってどうであったのかを報告してほしい旨を依頼したゆえんである。しかしながら、最終的に本書にまとめあげられている報告内容は、それぞれ、ゼミナールでの報告と討論とを主軸としながらも、ゼミナール後にもった「事後検討」を通して、その「指定報告」の体験を再び振り返る作業過程で何度にもわたる討論を行い、まとめあげていったものである。〈事例検討〉が、いわば体験の振り返りの連続体であることを自ずと納得させられもする内容となっていることに注目していただきたい。

第Ⅲ部は、ゼミナールの三日目、四日目に行われたそれぞれの参加者が持ち寄った事例を中心とするグループ討論の一部を記述化したものである。あのような多面的なグループ討論を、あの場に参加していない方々に伝えきれるものになっているかどうかは別としても、ゼミナール以後の「事後検討」のなかでグループにおけるメンバー間の〝出会い〟と〝葛藤と対立〟そして〝協同と再生〟のダイナミックな連続を何とかして表現してみたいと動機づけられ、あえてこの困難な作業に取り組んだ。近年、看護領域において体験学習やグループワークなどが行われ、その意義が盛んに謳われてきているが、そのわりには具体的な内容や過程が記述化されてきていないことをかねがね疑問に思っていたこともあって、挑戦することに踏みきったものである。

最終的に本書に収録されているグループ討論の報告は、各グループのリーダーならびにサブリーダーとの協働関係において、あるいはまたそれぞれのグループの事例提供者の関心のありかによって映しとられ、切りとられた事実にもとづいて考察され、再確認しあえたものである。しかも〈事後検討〉の積み重ねのなかでの気づきを通して言葉が生みだされ、練られていったものでもある。ここまで述べてきた私の問題意識に志を同じくして集うてくれた仲間たちとの実証的な所産でもあり、きわめて特徴的な内容となっているはずである。日々現場で看護を担っているみなさんからのご意見、ご批判をいただきたい。

【初出】
序にかえて、方法としての事例検討―精神科看護事例検討会ゼミナール、日本看護協会出版会、i～viii頁、一九八一年

方法としての事例検討——行為と表現をつなぐもの

この「事例検討会」を開催するにあたり呼びかけを行った者の責任として、まず私から「方法としての事例検討」と題して、これまでにさまざまな場で取り組んできた事例検討のなかではっきりしてきていることを話して、ここに集うてくださった皆さんへの問題提起としたいと思います。

お手元に配布されているいくつかの資料に、これから私が話したい内容の骨子をあらかじめ載せておきましたので、それを参照しながら与えられた時間を有効に使いたいと思います（表）。

この骨子に書かれているように、三本の柱を立てました。第一は「なぜ事例検討なのか」で、いわば私自身が看護するなかで発見してきた〝看護なるもの〟を表現することになろうかと思われます。〝前おき〟としてでも受けとっていただければ何よりかと思いますが、私自身は〝実践的行為としての看護〟の性質と担い方の特徴からこの主題に応えることができると考えていますので、次の三つの局面を浮かびあがらせつつ説明してみることにしました。すなわち、①看護のプロセス、②行為が看護となるための要件、③判断・行為の底に流

表　「方法としての事例検討」の骨子　　（1980年「夏季集中ゼミナール」資料）

1．なぜ＜事例検討＞なのか
　　　　——“実践的行為としての看護”の性質と担い方の特徴
　①看護のプロセス
　　・看護状況における知覚・判断・行為
　　・手だての概念
　②行為が看護となるための要件
　　・枠組みとしての“成長モデル”
　　・看護師の自己提供・自己活用
　③判断・行為の底に流れる価値・信条の発見
　　・気づきの概念
　　・看護体験の共有化
　　・自己の看護観の形成
2．何のための＜事例検討＞か——看護実践者にとっての課題
　①看護実践を通じて“成長”を遂げていくための方法
　　・自分の行っていることの意味の自覚
　　・自分の責任における実施
　　・看護行為の結果の確認と評価
　②実践行為としての看護の“かくされた構造”を明らかにしていくための方法
　　・“その時その場の関係のリアリティ”のなかでの看護師自身の“判断と行為の根拠”をたどる（自分の動機に影響していた事柄／自分の行為の動機づけの力／自分の関心のありか）
　③自己の看護体験を積み重ねていくための方法
　　・日々営まれる日常的行為と日常的性を突き破る出来事との循環
3．＜事例検討＞の構造と＜事例検討＞をすすめていくための要件
　　　　——誰が、何を、どう振り返るのか
　①＜事例検討＞における二つの位相
　　・看護するなかで直面した“ためらい・戸惑い・行き詰まり・つまずき体験”を看護実践者がもち寄ること
　　・その当事者にとっての直接的な経験を、小グループで看護師相互に語り合うこと
　②＜事例検討＞の“場”と“人”をめぐる条件

れる価値・信条の発見、です。

第二は「何のための事例検討か」です。「方法としての事例検討」というなら、何のための方法なのかについて、三つの側面から考えてみたいと思います。すなわち、①看護実践を通して〝成長〟を遂げていくための方法、②実践行為としての看護の〝かくされた構造〟を明らかにしていくための方法、③自己の看護体験を積み重ねていくための方法、という三つの側面をあげて、どこまではっきりさせられるかを自分に課してみました。これらはいずれも、現場の看護師にとって必須の学習課題といえるものでもあります。

最後に、どうしても〈事例検討〉とは、誰が、何を、どのように振り返ることなのかについてふれなければならないでしょう。そこで第三に「事例検討の構造と事例検討をすすめていくための要件」をとりあげました。つまり、事例検討を成り立たせている〝人〟と〝場〟の問題を明らかにする作業です。このことは、明日からこのゼミナールで行っていく実際の〈事例検討〉を通して、皆さんと確認し合っていかなければならないものでもあります。


以上が、私の「問題提起」の大まかな枠組みですが、いわばこの三本の柱は、今回のゼミナールの主題に迫っていく道筋とでもいえるものですから、それぞれの柱の内容には、互いに重なり合っている部分があります。たとえば「1」の各項を説明しようとすると「2」がそれらの根拠・理由でもあることがわかり、「2」を説明しようとすると「1」がその根拠・理由にもなり得るということで、表裏一体の関係にあるもののようです。したがって、骨子に示した項目について順を追って話すというよりは、骨子の三本の柱の「1」から入り、その内容に関連して「2」のそれぞれの項にも言い及んでいきながら話をすすめていくことになろうかと思います。

なぜ〈事例検討〉なのか

実践的行為としての看護

私はこれまで、現任の看護師にとっての継続学習のありよう、あり方について、さまざまな機会に問題提起してきており、それにもとづいて、いろいろな場でいろいろな場づくりを試みてきています。

看護分野においても、最近は体験学習が強調され、グループワークが盛んに試みられ、その有効性が報告されてきています。事例検討もまた、一部にはそうした現任看護師の訓練の方法として用いられ、位置づけられてきているようです。ただし、グループワークによるにしても、また看護場面の再構成や事例検討によるにしても、企画者がめざしていることによって、それぞれ異なった面が強調され、用いられてきているように見受けられます。その上、ともすれば形式だけが先行しやすく、意図したことやその内容については伝わりにくい傾向が強くあるように思います。このような現状にあって、その一端を担っている以上は、そうした学習形態がなぜとられはじめたのか、当初それぞれの提唱者がその形にこめてきた意図はどのようなものであったのかを明らかにしておく必要があると、常々感じています。

したがって、ここでは私自身〝事例検討〟を行ってきたなかで、どのような意図、あるいは期待を高めてきているか、そもそも同僚たちにそれを提唱し、試みるに至った経緯も含めて、伝えておく必要があるかと思います。限られた時間ですので、どこまで詳細に説明することができるかはわかりませんが、できる限り提唱者としての責任をとろうと考え、今回のこのゼミナールを機会に改めて振り返ってみました。

〝事例検討のめざすもの〟については、これまでいく度か、私自身が実際に事例検討をすすめてくるなかで気がついたこと、わかったことを、そのつど看護関係の雑誌などを通じて表明してきています。それは、ほぼ十七年余り前にさかのぼれるのですが、どのようないい方をしていようと、表現しようと試みていることは変わらず、今見返してみると「人が人に直接働きかける側面」から看護をとらえる立場で主張をしてきていることが、はっきりしてきます。もちろん、その間の確認や発見によって、強調する点に変化はありますが、看護実践者にとって〝事例検討〟が自己理解を通して行われる患者理解の方法であるとの主張には変わりありません。

では、なぜそうなのか。この問いに答えるにはまず、どうしても看護における〝実践的行為〟とはどういう性質をおびているものなのかにふれておく必要がありましょう。

看護師の動作を引きおこし、その関心を集中させるものは、患者のそのときどきの状況への反応としての患者の知覚のしかたや、それにもとづく患者の言動といってよいでしょう。患者は直面する現実のなかで、いっそうの安全さ、安楽さを求めつつ、かつまた自立へと向かう〝自然な傾向〟ともいうべき力をひそめ、それゆえにまた、そうした力を発揮するに適した、いわば自分に合った条件や状況が整えられるのを待ち望んでいるといってもよいでしょう。したがって、こうした方向へと患者が示す微妙な兆しを察知することのできる力が、看護をすすめていく重要な手がかりであるといってもいい過ぎではありません。しかもその力は、それぞれの患者とかかわっている限りで看護師が感じとることのできるものなのですから、患者とのかかわりのなかで感じる看護師自身の違和感や一体感を拠りどころにして小きざみに〝判断〟しつづけることによって、そのときどきの患者に見合った援助行為を成り立たせていっていることになります。

患者との関係のなかでその時その場にふさわしい看護行為を選びとっていく過程にはさまざまな事柄が生じ

ており、そうした現実に直面し、かつ乗り越えていく力が看護師に必要とされています。すなわち、そのときどきの臨床状況に自分自身を加わらせていくこと、自分自身がそこで感じ考えていたことを自覚することで、そこに生じてくることに向き合い続け、その成り行きを見届けていこうとする関心の寄せ方など、さまざまな力がその看護師の判断と行為化のプロセスには必要とされてくるわけです。

こうしたプロセスをできる限り自覚的にすすめていくことができるようになるにはどうすればよいのか、行為者としての看護師の訓練の問題と〝事例検討〟とを結びつけて考える一つの根拠はこの点にあるといえましょう。

従来から、看護の質は〝結果としての行為〟のみの是非から評価されがちな傾向にありますが、実はそうではなく、その行為化のプロセスにおいて患者と看護師との間で〝とりかわされている体験の吟味〟こそ、重視される必要があると考えます。ある状況における実践的行為としての看護を、看護の目的と照らし合わせつつ意味づけしていくこと、すなわちそのプロセスにもっと焦点をあて、そのプロセスを成り立たせている看護師と患者とが影響し影響されていることを明らかにしていく必要がある、との主張です。

看護行為の性質について考える場合、その大前提となっていることを踏まえておく必要があります。それによっても〝事例検討〟の意味するものが浮きぼりにされてくるように私には思えます。つまり、看護行為というものは、外から見える部分に、行為者の思い（内的動機ともいえる見えないもの）が影響を与えているように考えられますが、この二つの局面には決定的ともいえる〝落差〟があるということです。

したがって、ある看護状況においてある看護行為を選びとっていくプロセスで、相手である患者の反応にその行為の主体である看護師が気がかり、戸惑いなどをもったとき、それをやり過ごさずに、その〝ズレ〟ともいうべきものを手がかりにして、自分が何をめざし、どうしようとしていたのかを相手である患者と確かめ合うことができ、その行為が相手に生かされていくものになるといえます。看護師が、患者とのかかわりにおいて直面させられた体験を新たな気持ちで別の角度から見なおすことによって、自分自身の内的動機を明るみに出すことができ、自分が当初めざしていたこと、期待していたこととの照らし合わせをすることが可能となるのではないか。このことが〝事例検討〟に関する私の主張の依拠している点といえましょう。

ではいったい、今述べたような〝実践的行為としての看護〟のプロセスは、どのように表現することができるのであろうか。これまで私は〝看護体験の構造化〟とでもいえることをいろいろに試みてきているのですが、ここで、こうしたことに取り組む当初のきっかけについてちょっとふれておこうと思います。

今から二十年前に、私は三年間の保健所勤務ののち国立国府台病院へと移り、各科の看護を経験したのち精神科を選んだのですが、そのときいろいろな科の看護仲間との集まりをもち、それぞれの看護体験を出し合って話し合うという自主的な「事例研究会」(と当時は呼んでいた)をつくり、のちに「事例検討」と名づけるようになった芽をすでに含んだグループ学習を試みていました。この頃の自主学習会での討議内容は、当時の『綜合看護』誌上や看護研究学会に報告しています。(1)

このグループ学習の試みの最初の頃は〝拒食〟とか〝拒薬〟とか〝不眠〟など、病棟の看護スタッフから〝問題〟とされた患者との対応場面をもち寄り、気になった患者のしぐさ、言葉、それに対する自分自身の反応、自分がそのとき判断し行ったこと、などに分けて看護状況を再現し、参加者がそれぞれ感想や意見をだし合い、ときには互いに役割をとり合って、患者への対応場面を検討したりもしていました。(2)

とくに〝拒食〟と〝不眠〟を訴えてくる患者については看護師の対応が大切であることを知り、重点的に取り組みました。それぞれの看護師が行ったこととその判断過程がわかるように、たとえば不眠の場合には、訴えてきた時刻、場所、印象に残った訴え方の特徴、看護師の判断と対応、与薬の有無、入眠の確認などの項目を含めた記録様式を作成して用いて、互いの行っていることを検討し合えるようになりました。

こうして、患者との対応を検討していくなかで、それぞれが自分の看護のすすめ方を振り返り、確かめあっていったのです。そして、患者との相互作用のみを吟味するばかりではなく、その患者との相互作用をめぐって、同僚との受けとめ方のくい違い、その違いに影響している事柄などを検討し合ったことで、自分自身のやり方が浮きぼりにされてくるといった経験も多くすることになりました。このことは、のちに〝チームとしての看護の機能のしかた〟から派生する諸々の課題を考えていく契機にもなったのです。国府台病院でのこうした自主的な「事例研究会」での話し合いや同僚との病棟での申し送りの場などによって、私の看護のやり方に影響していた事柄がはっきりしてきたし、また患者との対応における自分の関心のありかが、同僚からのそれに対する反応によってもあぶり出されたという印象が強く残っています。苦しいこともあった一方で、自分や看護についての発見の連続でもありましたから、つづけてこられたのだと思います。当時、いろいろな科の看護仲間が集まった自主学習会で、それぞれがもち寄ったある場面での患者の言動やその受けとめ方を含め、そのときどきの自分の看護行為を動機づけたものを話し合い、はっきりさせていくうちに、日常の看護のなかでも、それらのことにより、関心を向けて動けるようになっていったように思います。それは、当時の看護関係専門誌への一連の事例報告を見返すと、はっきりとたどれます。

そのあと、基礎教育の場での二年間を経て、国立武蔵療養所へと職場を移していったのですが、そこでは一層のこと、事例を中心とした学習の場を生みだす努力をつづけていったわけです。婦長という立場でもあったせいか、病棟のなかで実際のケアをすすめながら、それと並行して学習の場をつくることができ、それまでの自分の考え方を実証することができたように思います。(2)

しかし、そうした事例中心の看護研究報告について、従来いわれているような事例研究とは区別して〝事例検討〃という言葉を意識的に使いだしたのは、それほど以前からのことではなく、ここ十年くらいのことです。文章にして明確に打ちだしたのは、一九七四年の『綜合看護』誌上の「患者からの学び―印象に残る看護場面を表現していく過程から」[3]から以降です。

このようにして自分自身のやっていることを記述化してもち寄り、看護仲間と検討し合っていくことを通して、看護するなかの発見を言語化し、自分の成長を確認でき、また仲間と看護における共通の価値を確認し合えたことは、自分が看護師としてありつづけてくる力に確かになったように思えます。

看護に表現を与える試み

私自身の看護実践からの学びについての経緯をたどってみると、それはとりもなおさず「看護に表現を与えようとする試み」の過程であったということができます。当初は、私自身にとって印象的な患者との看護場面をできる限り思いおこし、ありのままに記述し再現することによって気づかされることが多くあり、また、それを他の看護師と話し合うことで、さらにはっきりとしてくることがありました。おそらくは、現実の体験から自分のなかに引きおこされている心残りや自責の念などを何とか乗り越えようとして、その時その場の自分自身の行為の根拠をたどり、そこでの自分に影響していた事柄を明らかにしていくことを動機づけられていったのだと思います。

そして最近では、看護師と患者との間に生じていることを表わすためにその鍵となる概念をいくつか提示し、意味づけようと試みてきました。ここでは、そのなかでも重要と思われる二つの概念、すなわち、〈気づき〉と〈手だて〉という概念を用いて、私が何をどう説明しようと意図したかに触れておこうと思います。

『看護教育』一九七八年一月号と二月号に「看護実践を通して看護の本質を問う」と題して掲載されている

のですが、一月号では〈気づき〉という概念によって、看護状況における行為化のプロセスを浮かびあがらせることを試みています。また二月号では〈手だて〉という概念を用い、それを看護固有の患者アプローチを言語化するためのものとして、医師の〝見たて〟と呼ばれるものと対置することで説明を試みています[4]。

医学の領域では十九世紀末以降発展してきた自然科学的方法にもとづき病因の成り立ちを探ることに重点がおかれ、治療はその成り立ちの過程をとどめたり、元に戻していくために外力を加えていくというアプローチをしているわけです。そうしたいわゆる〝客観主義的・科学的態度〟といわれるものは、因果関係を究めようとすればするほど、必然的に対象を狭めていく方向をとるようになります。つまり、分析的方法による対象の把握をめざしているわけで、近代医学はこうした方法論に依拠して発展したといってもよいでしょう。

人間を器官の集まりとして、そして各器官は臓器の集まりとして、さらに臓器は細胞の集まりとして人体の最小の単位まで明らかにしていったとき、その異常を見分けていくことを容易にし、その病変を明らかにしていく方法論を確立したわけで、いわばこの「病理学」の樹立は、医学の発達に大きな成果をもたらしたという歴史があります。

その一方で、個人をとりまく環境に目を向け、その環境の整え方や個体への影響をよりふさわしいものにしていく、いま一つの方法論がうち立てられてきています。つまり、環境との相互関連のなかで生活している人間を対象とし、その集まりであるさまざまな集団の成り立ちや性質との関連において個人の成長や発達を把握しようとする方向です。教育学、社会学、心理学、文化人類学などの人間に関する周辺の諸科学の発達がこの範疇に属しているといえましょう。

従来の看護が、先に述べた医学の方法論に依拠し過ぎてきたことへの反省も含めて、最近では「人間の生活様式や行動様式などに関するいわゆる〝人間の文化〟として括れるような領域と、看護との交流が必要なのではないか」との主張が生まれてきています。ここに一つの方法として、従来の分析的な把握の方法とは異なった、看護状況における看護師の側に焦点をあて、その違和感の対自化による把握方法が提示されています。

看護状況において、相手である患者と看護師との間を埋めるものとして、かかわっている看護師自身の〝気持ちと動き〟を手がかりにアプローチし、相手を対象化せずに理解する方法が見出せるのではないかと私自身は考え、これまでも提起してきています。(5) 患者への看護アプローチは、ある状況における看護師の判断とそれにもとづく行為化の小きざみなサイクルであり、そのプロセスにおける看護師の違和感を手がかりにした軌道修正の連続でもあるわけです。たとえば、腰をかがめ同じ視線になる、手を添える、背中をさする、肩を並べて歩く、傍らで待つなど、看護師が自分の身体を駆使して近づくことが、多々、日常的に試みられていますが、そうした看護アプローチの特徴を〈手だて〉という概念で説明しようとしたのです。

つまり、患者との確かめの過程においてもまた、相手である患者をストレス下に長く置かないようにすることで、患者自ら病気に立ち向かえるように支えるという看護のもつ価値が発揮される必要があるわけです。看護は、そうした性質を強調されるものであることからも、患者の瞬間、瞬間の小きざみな安定状態を生みだすための看護師の〝気持ちと動き〟を〈手だて〉という概念で説明できると考えたのです。

看護は、人が人にかかわる要素が大きい仕事ですから、かかわる人、すなわち看護師のめざすことが行為にどう生かされ、それが相手である患者にどう受けとめられているのかを自覚していく訓練が必須です。そのためには、看護するなかで看護師が立ちどまらされるようなときにこそ、そこでの自分や相手に生じていることを自覚的に吟味できるのではないかと考え、いま一つの〈気づき〉という概念を提唱しました。(6)

すなわち、行為の底に流れている看護師自身の感情や思考を自覚化し、それを相手とかかわっていく新たな手がかりとしていくことができるように〈気づき〉という概念を用いています。この概念によって、患者とかかかわっている過程で看護師がもつ一体感、違和感を手がかりにして、看護師自身の行っていること、めざしていることを表現していくことができると考えたのです。

私はまた、〝方法としての臨床〟ともいうべき、看護師が自分自身の〝実践からの学び方を学ぶ方法〟を提起する際にも、この〈気づき〉という概念を用いてみました。これまで、多くの看護仲間とともに事例検討を行うなかではっきりしてきたことは、〝アレッ、オヤッ、ハッ〟とさせられたときの看護師の立ちどまり方、あるいはそこでの立てなおしかたに、その看護師の看護体験からの〝発見と学び〟があるということです。それを看護するなかの〈気づき〉として概念化してみたわけです。

一九七七年の国際看護師協会（ICN）東京大会学術集会において「看護師の継続教育」というテーマによるシンポジウムに参加した際にも、私は〈KIZUKI〉と題して、看護実践における看護師の自己成長を動機づけるものとして、この〈気づき〉の概念を軸に、看護師の継続教育の原点のようなものを述べてもみました。(7)

看護するなかの〈自己提供〉〈自己活用〉

臨床状況に自分を参与させていくこと、自分に生じている感情を自覚すること、自分の行為を動機づけたものを明らかにすること、しかもそれらを看護の目的と照らして合わせていくことは、看護のプロセスにおける看護師の〈自己提供〉あるいは〈自己活用〉ともいうべきものになります。これは看護状況のなかでの看護師の〝自己投企〟とも、その時その場での患者への自己の提供のしかたともいえるものですが、いい方をかえれば、相手にどのように自分が活用されているのかということでもあります。こうした〈自己提供〉〈自己活用〉は、看護師が看護をすすめていくための最も貴重な手段ともいえるものでありましょう。(8)

しかし、自分自身を手段にするということは、とても大変なことです。看護師自身もまた、その時その場でいろいろに反応している生身の人間でありますから、そういう人間が、職業として看護という共通の価値に根ざして自分自身を生かしつつ他者に生かされていくということは大変なのです。それは、いったいどのような訓練によって可能となるのかということは、大きな課題です。私は〝事例検討〟がこの看護師の〈自己提供〉〈自己活用〉をより高めていく訓練の一つの方法であると考え、看護体験をもち寄り、グループで討論を行うという学習方法をこれまで試みてきています。その具体的な内容については、[9]第五回の日本看護学会教育分科会で報告していますし、また「精神科看護ゼミナール」の報告集も出されています。

このことは「行為が看護となるための要件」の項に関連しているのですが、いい方をかえれば「その時その場にふさわしい行為のための知識の動員のしかた」あるいは「並列に獲得されてきている知識を、行為を生みだしていくことによって統合するしかた」とでもいえるものです。このように知識を自分の体験を通してとり込むこと、つまり〝知識の内面化〟には、その時その場の自分の判断を具体的な行為にいかしていこうとして、どのような知識や技術を必要としたかを自覚することが大切です。また、自分が判断して行ったことが、一定の方向性をもっていることに気づき、その行為が意味づけられ、より看護的といわれる実践が導かれていくのだと考えます。ある状況での看護師の行為が相手である患者の力を発揮させ、看護師もまた自分を発揮できたとき、その行為が看護となり得るといえるのではないかと考えます。互いに相手の力を見出し、その発揮を支え、促す存在として認め合えたときともいえましょう。[10]

看護師と患者が互いにとりかわしている体験のなかに〝安全・安楽・自立〟の要素をより増すような行為が、より看護的といえるものとなりましょう。[11]看護する者の〝思い〟だけではなく、その思いを相手である患者がその時その場でそれとして受けとめられるような行為であったとき、看護といえましょう。

〈自立・成長〉のモデル

看護を展開するとき、看護師が依拠している枠組みともいうべきものとして〈自立・成長〉のモデルをあげたいと思います。これまでも看護のはたらきとして「患者ができる限り早く自分で自分のことができるように援助する」などといわれてきていますが、ここで強調したいのは、患者だけを自立に向かわせるという一方通行的なものではなく、そのプロセスでかかわる看護師自身にもまた、発見があり、成長がめざされるものであるということについてです。看護を概念化・体系化していくための一つの有効な枠組みとしても、この〈自立・成長〉のモデルの導入は、今の私自身の課題ともなっています。

それではいったい「人の自立・成長は、どのようにして達成されていくものなのか」という問いが出てきます。一般に、人が仕事にやりがいを見出し、自己成長を遂げていくプロセスとは、自分の行おうとすることの意味を自覚し、それを自分の責任において実施し、その結果を確認し、それによって次の行動を動機づけられていくというものですが、看護の実践の場ではこうしたプロセスを踏んでいくことがきわめて困難な状況にあります。したがって、まずある状況において、看護師が直面させられている問題や困難を回避しないこと、つまり現実を直視し、認めることが出発となります。

看護師がおかれている臨床状況においては、この〝その時その場の責任をひき受けていく〟ということを逃れやすくする要因がいくつもあります。たとえば医師の指示をかくれ蓑にすることも、患者の拒否などの問題に帰することもできるし、あるいは同僚との調和に傾いていくことで責任逃れもできやすいといえるでしょう。チームとしての機能が重視されていることから、個々の看護師の責任が曖昧にされていることや、その時その場で生じていることや問題となったことを見逃しても、医師の指示とか、あらかじめの取り決めをはみ出していない限りは、のちにそのことの責任が問われないですむこともまた、影響しているようです。

こうしたことから、直面している現実を回避しないように看護師が互いに支え合い、現実をありのままに認めていくことが出発となるようです。

このように、人の〝成長〟には、直面していることを回避しないで踏みとどまる力が必要ですが、そのためにはそうした努力を意味あるものとして認め、積極的に支えてくれる〝人〟の存在が必要で、安心して自分を表現できる場と人が求められます。人間は人間によって最も影響されるので、自分を表現しても、たとえそれが否定的なものであっても見守ってくれる、あるいはたとえ失敗しても自分の努力を見届け補ってくれる、という信頼関係の成り立ちのなかでこそ、自己挑戦していけるのだと思います。

なぜこれまでは、こうした考え方や見方が看護の現場では育ちにくかったのでしょうか。一つには〈生物学モデル〉としての伝統的医学に大きく影響されてきた点をあげることができます。とくに精神医学において、この〈生物学モデル〉に依拠した従来の〝疾病観〟というものは、これまで述べてきたような看護の考え方と異なるもので、臨床の場にある看護師に葛藤とフラストレーションをもたらします。しかし、医療の現場に通用してきている考え方との葛藤をまったくなくすことは不可能ですし、ここでは、それをめざしているのでもありません。現実の医療の場で看護師が直面させられているこうした葛藤やフラストレーションが、どこにどう起因しているものかを知ることができれば、その困難に直面していく勇気をもてるだろうし、それを自分が行ってとしていることの価値を見出していく契機にすることができると考えます。そのための一つの依りどころとして、看護プロセスを〈自立・成長〉の枠組みで意味づけてみることを提示しました[12]。

他のさまざまな職種の人々とのチームワークをすすめていくには、看護師が自分の〝依りどころ〟とするものをもつ必要があるはずです。異質の論理をもつ人々の側からの協力を求められつづけてきた看護職集団が、今日ほど自らが依拠している見方や考え方を明らかにし、主体的な仕事の担い方を要請されている時代はないと思います。患者の身近にいて日常生活にかかわる看護が主体性をもつことができてはじめて、生活する一個人として患者が主体的に医療を活用することを支えていけるのだと思います。

しかし、一方の患者は、とにかくこの苦痛や不安から逃れたいという思いをもちつつ、身近にいる人々にそのための実質的な助力を求めています。不安や苦痛のさなかにあるとき、人々はときに自分を誰か、自分の力の及ばない強大な力をもつ人にゆだねてしまいたい気持ちにかられることも多いでしょう。同時にそれに抗して耐え、乗り越えようとする力をひそめつつ、それを発揮できるような条件を待ち望んでいることでもありましょう。したがって、そのときどきの患者の言動を〝望ましい患者像〟や〝ありたい医療・看護〟という視点から否定したり裁いたりする権利は、たとえその意図するところがその患者への利益になっても、誰にもないはずです。検温や処置などのルティンワークを通してさえ、看護師は患者から不安や苦痛を訴えられやすい場に居合わせているのですから、個々の患者の不安や苦痛のサイン、固有の表現、あるいはそれを乗り越えようとしてとる患者の言動を闘病への積極的な挑みとして察知し、いつ、いかに支持していくかは重要です。

以上、看護がめざし担っていることを表現し、より活性化していくための一つの枠組みとして〈自立・成長〉のモデルを提示してみましたが、こうした立場は、看護師が患者との関係のなかで直面させられたことを、それまでとは異なった側面から見なおし、新たな意味を発見するための道筋を示すものであると思います。また葛藤や困難に直面しても回避せずに踏みとどまり、そこでのよりふさわしい動きをとろうと動機づけされていく力を得られるのではないかと考えます。

このことは明日からの「指定報告」において、それぞれの報告者が患者との取り組みのなかで直面した挫折体験と、それを立てなおしていく過程を提起するわけですが、そのなかに、今述べたことの意味に思いあたることが多いと考えますので、ぜひそれぞれの参加者が深めていってほしいと思います。

看護自我と体験の共有化

次に、骨子を示した一覧表の「判断・行為の底に流れる価値・信条の発見」ですが、これは〝実践的行為としての看護〟という視点から、より強調されるはずのものなのです。

看護師が、自分のこれまでの生活史、過去の経験や知識の集積などを踏まえてある判断を行い、それにもとづくある行為を選びとっていく過程には、実は自分がめざしていること、価値をおいていることが反映されているのです。それはまた、その看護師がいついかなるときもそこに立ちもどっていくところ、すなわち〝看護自我〟ともいえるものなのですが、こうした経験の循環と積み重ねによって個々の看護師の看護観の形成がなされていくのではないかと考えます[13]。そして〈事例検討〉が、このプロセスの循環と積み重ねをもたらす力になるのではないかと考えているわけです。すなわち、看護するなかで自分を突き動かしたものに共通の価値を見出したとき、看護師は仕事を通した達成感や充実感を味わうことができ、自己発揮をより励まされ、看護師としてありつづけていくことができると考え、そのための方法として〈事例検討〉を位置づけています。

次に〝看護体験の共有化〟ということについて、ここで体験を〝共有する〟といっても、いったい何をどう共有するのか、それはどうすればできるのかという問題があります。たとえば、看護体験を共有化するために、多くの事例を考察し、そこから望ましいアプローチを導き出していく、つまり看護の〝原理・原則〟を生みだし、それを〝看護技術〟として共有していく方向をとる人もいるでしょう。その他にも体験の共有化に関してはさまざまな主張がありますが、私の場合は、個々の看護師が自己の看護体験を表現したときに、現場で生じているであろう「何かしら気になったこと」に動機づけられ、居合わせた他の看護師たちの看護体験がひき出されてくる過程を重視する立場から、そのような看護体験の〝共有化〟が成り立つ場づくりを試みてきています。

このようにして、それぞれの看護師の〈気づき〉を介して、他の看護師の体験が、それぞれの看護師のなかに重ね合わされていく過程を大切にしています。一人の看護師が、患者とのかかわりでもつ違和感、あるいは一体感を手がかりにして、自分自身のめざしたことが患者にとってどうなのかを明らかにしていく過程です。一個人としての患者の反応の意味するものを、援助者としての自己はどうであったかへと洞察を深めていき得た学びは、その人のなかに積み込まれていくものであって、その人の外側に〝原理〟として積みあげられる性質のものではありません。他の看護師の体験の表現によって自分がどのような看護体験を呼びさまされたか、それはなぜかを明らかにしていくことによって、はじめて共有されるものと考えます。

明日からのグループ討論に参加するにあたって、それぞれが自分のかかわった事例をもちよったことの意味は、この点にあるのです。かねがね、私自身が「看護師は、どういうときに、自分の看護のどこをどのように語ろうとするのか」をはっきりさせようとしてきているのですが、このことがおそらく〝看護体験の共有化〟の鍵ともなるのではないかと考えているからです。

らい療養所の看護師たちと共著した『らい看護から』（一九八〇年刊行）の序文のなかに、このことに関する私の見解が述べてあります[14]。熟練した看護師が選びとった看護行為にこめられている知恵を、どういうときに後輩である看護師がひき継ぎ得るのかということについて、考えさせられたからです。

私自身は、らい療養所に所属して看護していたわけではないのですが、病気であることによって社会から疎まれ、隔離収容され、その閉鎖された小社会で長期にわたって患者が集団生活を余儀なくされてきた歴史は精神科も共通する面があることからも、長年関心をもって看護師たちとの学習や交流を深めてきていましたが、らい看護に従事する看護師は、なかなか自分の看護体験を語りたがらず、それはなぜなのかと、いろいろと考えさせられてきていたのでした。ところが、私がずっとつづけていたらい療養所の看護師との学習の場で、熟練した技をもつ看護師がどのようなときにどのように自分の看護を語り得るものなのかという、私が抱えつづけていた疑問を解かれた〝出会い〟があって、それが『らい看護から』を共著するきっかけともなったのです。その序文において、私は次のように述懐しています。

「…〝そのときの感動をともなった発見〟を一人称で語ることによって、その看護師が自分の体験をつみあげ、さらにそれを他の看護師と共有する一つの方法ともいうべき道筋が、あのときひらかれたような気がしたのである。…K看護師が、それまでの自分のやり方を相手である患者によって見なおさせられたということは、一面では〝看護師のはたらきかけ（＝手技）が問題となるとき〟を意味している。おそらくそれは、患者ともきあうなかで、その手技をとろうとした看護師がそのときの自分自身の〝気持ちと動き〟をはっきりと自覚できたときなのであろう。この時点での看護師の〝気持ちと動き〟に〝看護するなかの知恵〟がこめられているのだと思う。看護師がそのときの〝気持ちと動き〟を語り、記述することによって初めて、その手技の〝型〟のみではなく、その型をその時その場で選びとった、その看護師の〝看護するなかの知恵〟が伝達されていくことになると考えられたのである…」。

このように〝看護体験の共有化〟ということは、ある知恵や原理を導き出してそれを一般化することではなく、一人の看護師が一人の患者とのかかわりのなかで自分を迫られたような体験を他の看護師と語り合えたときに、かけがえのない一個人としての患者とその人にかかわっている自分自身の世界が確認でき、その過程で共有できるものを選びとっていくことが可能になるのではないかと考えています。つまり、他の看護師の話していることに対してもった感情を〝ツテ〟にして、自分がそうした思いを味わわせられたときの体験を思いおこしていくというような、相互に立体的な〝看護体験の共有化〟の構造があるのではないかと思われます。

いってみれば導き出された〝原理原則〟をひき継ぐというような体験を物化して手渡していく方向ではなく、人と人との介在を通して体験が伝え合われていくという共有化なのではないでしょうか。

このように考えてくると、どうも看護体験の表現の方法として〈語らい〉ということの意味するものが大きくなってきます。今回のゼミナールのグループ討論の場もまた、そうした〈語らい〉のもつ力が生かされていく場といえましょう。日頃の職場においても、看護師間のひき継ぎの場やケース・カンファレンスの場などが、互いの体験にもとづく知恵を重ね合わせていく上で有効な場となっていることは、皆さんもよく経験しているはずです。

以上、前半は私自身の看護観を述べることになろうと最初にお断わりしましたが、こうした看護についての私の考えを〝人と人とのはたらきかけ〟の側面から看護をとらえようとする立場として位置づけることができること、また〈事例検討〉はそれを実証している場となっていることを実感しています。

何のための事例検討か

さて、骨子の二番目の柱である「何のための〝事例検討〟か」は、すでにこれまで私が話してきたことで、多少はっきりさせられたものと思います。事例検討が「看護師にとっての最大の課題である自己提供・自己活用する力を高めるための有効な訓練方法である」との考えは、いい方をかえれば、看護師にとっての学習の出発は「自分自身がある臨床状況のなかでどのように機能しているかを自覚できることにある」ということです。そのような力を身につけていくことが、看護の現場にある看護師にとっての課題であるとする立場から、次の三点を〈事例検討〉のなかで明らかにしていきたいと考えます。

看護実践を通じて〝成長〟をとげていくための方法

一つは「看護師が実践を通じて〝成長〟をとげていくこと」であり、それは次のサイクルによって可能となりましょう。すなわち、①自分の行っていることの意味の自覚、②自分の選択と責任における実施、③看護行為の結果の確認と評価というものです。この循環によって、看護するなかの達成感や充実感が生み出され、看護師は自己発揮を動機づけられ、成長を遂げていこうとするのではないでしょうか。

しかし、このサイクルの循環を困難にする要因が、看護の仕事の性質や現場には数多くあります。このことには、すでにいくつかふれてきましたが、その他にも、健康であるときには意識しないで行っているような日常的な当り前の見逃しやすい場面で患者と対応していること、その反面、個々の看護師の権限や責任の担い方が曖昧であること、しかし事故や不都合が生じた場合は、行為者としての直接の責任が重くのしかかってくるなどの、法制度上・倫理上の問題にも大きく影響されています。

看護するなかで自分がとらわれたこと、あるいはこだわったことなどを後で明るみに出して検討し合っていくことには、なかなかの抵抗があるようです。〝命が担保〟の医療現場では〝失敗〟をタブーとする雰囲気がかなり強くあることから、個々の看護師の思いとしては、問題とならない方向に、ついには問題をおこさなければよいという方向に傾きやすくなることは確かです。そのため、個々の看護師が看護するなかの〝見落し〟や〝思い違い〟から学び合うということを公然の場で行うことには、多くの困難が伴うようです。医療関係者が、いわゆる〝失敗〟を相互にかばい合う体質となっていることも、他の職場と異なり、互いに責任を問わないですませていく傾向を生じやすいといえます。そのため〝挫折〟を成長の契機とすることには困難なところがあるのではないでしょうか。

このあたりのことについては、日本看護協会看護継続教育検討会の委員として協会への諮問案を「看護職能団体における八〇年代の継続教育の課題と展望」と題し、起草した際もふれましたが、その諮問案の第Ⅲ章で「看護職集団の学習への渇望とそれへの対応はどうあったらよいか」を詳述しています。とくに「看護実践の場における成長を阻害するもの」について考察し、看護現場における継続学習のありようにもふれながら、患者ケアを担っている看護師の〝その時その場の責任をひき受ける〟ことによる自己成長への道筋を提言しています[15]。

看護師として〝その時その場の責任をひき受ける〟とは、その時その場で望ましい決断と行為をすべきということではけっしてなく、看護師として自分がかかわった相手へのフィードバックとして、そこでできる限りの具体的な行為をつくり出していく責任をひき受けるという意味です。

たとえば、看護師間の話し合いなどによくもちよられる場面で、患者から深刻な訴えをされたり、相談をもちかけられ、意見を求められたりすると「あとで担当の先生に聞いてみましょう」とか「先生に聞いてみてくださ い」などとしてしまい、そんな自分に後味の悪い思いをしているということをよく聞きます。改めてその場面を再構成してみるよう勧めると、そこでの対応を迫られ、判断に窮して、一般にいわれている〝回避〟の パターンをとったのだと認める人が多いのです。それは一面では、医療現場で最低〝失敗〟を避けるための暗黙の取り決めでもあるわけです。見方をかえれば、それは一つの〝職業的知恵〟ともいえるものですが、いま一度そこで踏みとどまって、そこに居合わせ相手の訴えを聞いた自分の責任として自分を活かしていく〝場づくり〟を次に行っていくこともまた〝責任をひき受ける〟ということだと思います。私など、拒薬する患者の訴えに「私も、そのときそばで応援するから、先生が回ってきたら話してみましょう」などと本人のいい分を認め、その表現をより活かす方向へ励ましていくことを経験的に行っています。もちろん、自分の言動の根拠である、そのとき〝見たり聞いたりしたこと、感じたり考えたりしたこと〟を相手が受けとめやすい言葉にして伝えていくことも含まれます。いい方をかえるなら、その時その場に居合わせている看護師自身の目、耳、手、足、口の一貫性を高めていくこと、つまりこれらの統合した動きを生み出していくことが〝その時その場の責任をひき受ける〟ということだと思います。

看護師が実践を通して〝成長〟をとげていくことを可能にするいま一つの要素である「看護行為の結果の確認と評価」についてですが、看護行為に対する評価方法がまちまちであることが、個々の看護師の仕事のなかでの達成感を阻んでいるようです。看護の共通の価値で、それぞれの行為が評価されがたいことが、現場での挫折や混乱を招いていると思われます。たとえば、その患者にかかわった自分自身のその時の判断や行為化のプロセスより、判断や行為の結果のみからその時の自分の看護行為を批判されたり、あるいは「集団生活の維持」という管理的な側面からのみ評価され、同僚からの支持が得られない場合など、日常の看護のなかでは、ずいぶんぶつかっていることがあると思うのです。

明日からのグループ討論でも、互いにそのことを踏まえておく必要があるでしょう。現実の場に居合わせ、そこでの行為を問われた人である事例提供者と、その行為の結果が明らかになったあとで、それを現場から離れたところで聞いている人である事例検討会の参加者とでは、その時その場の〝リアリティ〟の受けとめ方に大きなギャップがあるはずです。しかも、その場に居合わせたのはその事例提供者一人であり、一方で、その結果を振り返って行われる報告の聞き手の側は、複数人いるわけですから、その時その場のリアリティをもつ事例提供者が、自分の実感を大事にして、それを伝えていこうと余程の努力をしないと、結果がわかったあとでの多数の側の意見や評価が優勢になってしまいやすい危険があるわけです。

私も、深夜勤の申し送りのときなどに、よく気づかされたことなのですが、たとえば自分ではそこでいろいろな懸念をもちながらある行為に踏みきり、またそれを小きざみに確かめながらやっていたことなのに、そうしたプロセスは省かれて結果だけが他の看護師に申し送られることになり、当事者である自分が「なぜそうしたのか」はなかなか伝わりにくく、自分がその時に意図したこととずれたところで批判されたり、問題にされたりすることが多かったのです。だから「自分の行っていることの意味をはっきりしておこう」と努力したし、訓練されてもいったのだと思います。

以前、深夜勤で、ある患者が「眠れない」と訴えてきたときに経験したことですが、その患者は、そんなに切羽つまって眠剤を要求しているというのではなかったので、私が「いつも眠れないときはどうしているの?」と聞いたら、患者は「薬をもらったり、いろいろだよ」というんです。それで「じゃあ、今夜はどうしたいの?」と聞くと「薬を飲まなくても、ここでタバコを一服吸わせてほしい」というやりとりになっていったわけです。当時、就寝時刻以降、タバコは吸えない規則になっていて、それを私が知らなかったわけではないのですが、その一方で「あなたはいつもどうしているの?」とか「今どうしたいと思ってるの?」ということをその人と話し合い、聞いてしまった者の信義というか、責任のようなものがあって、それに応じたいという思いが、ぐっとまさってくるわけです。このように、あらかじめの取り決めにこだわる自分を乗り越えさせられてしまうようなことは、よくあると思います。

「あなたはいつもどうしているの?」というように、相手の力を借りていこうとするやり方を、私はよくとるほうです。仕事をしはじめの頃、採血のむずかしい患者にぶつかったときなども「一発で採れたときの看護師さんは誰?」とか「そのときは、どこから採ったの?」などと聞いたりして、首尾よくいったときの相手の体験に依拠しつつ、そこでの互いの最善を発揮し合う態勢を整えていくといったやり方なのですが、そうした相手の力の借り方のようなものも〝看護技術〟といわれるもののうちに含まれるのではないでしょうか。私などは、どうしても相手である患者を自分の思惑に乗せようとするよりも、自分のほうが相手の思惑に乗りながら、使われていくほうなのですが、おそらくそのほうがあまり腕の立つ看護師ではない私にとっては間違いが少ないやり方として、性に合っていたのかもしれません。ですから、それとは異なったやり方が性に合っているという人も当然いると思います。

話を元に戻しますが、そのタバコの件があってしばらくしてから、朝の申し送りを受けていたとき「規則はみんなで守りましょう。規則を守っている看護師が損をして、患者を甘やかしている看護師が患者に慕われていい気になっているのは不公平だから」というようなことをいわれました。理由を聞いてみたら、その患者が昨夜「眠れないからタバコをくれ」といってきたが、消燈後のタバコは控える規則になっていると答えたら「外口さんはタバコをくれた」といわれたそうで「規則を破る看護師がいると困る」とのことだったわけです。私が思ったのは、どうしてそういうことをしたのかと理由を聞かれずに、いきなりその行為を一般的規則に照らして「はみ出している」といわれても、あの時あの場に居合わせた者としてのそこでの判断の過程があるわけですから、当事者としては、それを伝えきれないことが、やりきれないということなのだと思います。

私が、その看護師に確かめたいと思ったのは「あなたはその時に何と答えたのか、そこで何をしたのか、それはなぜか」ということでした。きっと、その看護師も、同じように私に対する疑問があったに違いありません。また、私が「アレッ」と思わされたこととしては、たとえば、その看護師のなかをその時よぎった思いがいろいろあったはずなのに、それを押しこめてしまって、原則論、一般論で違いを埋めようとしていることと、しかもあの時あの場にいた目の前の患者に関心が集中せずに、そこにはいなかった規則を破った私という看護師に対する感情で動いてしまっていることなどが、気がかりになったのでした。その患者もまた、その看護師のそうした対応から、異なった体験をしていたことでしょうし、さらにその看護師もまた、自分のしてほしいことを他の人を引き合いに出してしか伝えきれない患者とその状況に、さまざまな思いをもったと思うので、それらを伝え合っていってもよかったでしょう。

このように、ある状況のなかでのある行為に対する評価については、その場に居合わせ、いろいろなことが生じる可能性をはらんでいるときに当事者が見聞きできていたことと、そのあとにそのうちのある一つの結果が出てから見聞きしたり考えたりできることとは、いわば〝風景〟が違うとでもいえるような大きなギャップがあるはずです。そこを互いに想像していける力が、事例検討の〈語らい〉における共通の基盤になるのではないでしょうか。「看護行為の結果の確認と評価」は、個々の看護師のそのときどきの関心のありかや、めざしていたことによって、またその行為が患者にとってはどうだったかを見届けることによって変化するでしょうし、それがまた次につづく看護を規定してもいくわけですから、どのようなときに確かめ得るかということも問題となるでしょう。

実践的行為としての看護の〝かくされた構造〟を明らかにしていくための方法

次に「何のための〝事例検討〟か」の二番目の「実践的行為としての看護の〝かくされた構造〟を明らかにしていくための方法」についてですが、これは先ほどからいっているように、外側から見える行為と、それに込められた見えない配慮との宿命的な受けとめられ方のギャップということと関連しています。そういった看護のかくされた構造、すなわち看護における〝可視なるもの〟と〝不可視なるもの〟、あるいは、看護師・患者それぞれにとっての〝日常世界〟と〝非日常世界〟との交差があるなどの根本の問題にまで掘りさげて考えていこうとして取り組んできています。

先ほどから述べてきているように、この〝かくされた構造〟を明らかにしていくための方法とは、その時その場の看護師自身の行為を動機づけた力は何であったのかと、看護師自身の行為の根拠をたどるための方法、つまり患者との関係における行為化のプロセスをたどろうとする試みであるといえます。看護師がその時にも ち合わせている知識のありよう、そして知識と技術との関連の問題も含めて、そこでの看護師に影響しているものを明らかにしようとする試みでもあります。

自己の看護体験を積み重ねていくための方法

そして、三番目の「自己の看護体験を積み重ねていくための方法」ということについては、これは看護師が試行錯誤をくり返すなかで、自分の看護のやり方を発見し、それを意識的に用い、より熟練したやり方をあみ出していくという体験の積み重ね方を学ぶ方法ということができましょう。知識や技術が自分の看護体験を通して〝内面化〟されたとき、それが次から使える知識・技術として、自分のなかに積み重ねられていくものなのだと考えます。

看護が「人間の日常生活のリズムを整える」というはたらき、つまり病気である時もない時も続けていく日常生活行動の〝維持機能〟を担っていることからいえることとしては、患者にとっての非日常である医療の場においては、異常さを見出していくはたらきに押されがちになるということです。この〝当り前さを守る〟はたらきは、うまくできているときは、そのはたらきの積極的な意味が見落されやすいわけで、看護師がよほど意識的にならないと、相手に活かされていかない領域の仕事ではないかと思われます。現実に〝当り前さ〟をはみ出したときの対応には、相反する力が看護師には求められるようです。つまり、異常を早期に発見できる力をもつことと、〝当り前さ〟といわれるものの発揮を支えていくことができる力とが必要とされているということもまた、看護行為の評価と体験の積み重ねとをむずかしくしているようです。

皆さんも似た場面を何気なく見聞きしていることが多いと思いますが、外来の診察室に呼ばれて入ってきた患者が、医師の前に据えられた診察用の椅子に腰をかけずに、そのまま窓辺にある洗面台までつかつかと歩いていき、水をじゃあじゃあと出して手と顔を洗いはじめた場面で、そこに居合わせた看護師は、顔を上げ一呼吸ついた患者の前にすっとタオルを差し出したら、患者は一瞬戸惑うふうであったが、そのタオルを受けとって顔を拭いたあと、あたりを見まわして椅子にかけた。このような日常的な動作の延長線上で、当り前さに包みこむ場面は、看護師なら誰でも経験していることでしょう。しかし、あまりにも〝当り前〟のことで、とくに書きとどめたり、そうした自分の対応の意味を考えたり、他の人に伝えたりしないで過ごしていることが大部分だと思います。

看護師が最もケアらしいことをしているときには、あまり意識的に振り返ったり、表現したりする必要を感じないように見受けられます。したがって、看護するなかの〝当り前さ〟を守る知恵を積み重ねていくには、よほど意識的に意味づけしていくための場をもたないと、それは自分の日常性のなかに溶けこんでいってしまうように思われます。

〈事例検討〉の構造と〈事例検討〉をすすめていくための要件

何をどう振り返るのか

骨子に立てた三本の柱のうち「誰が、何を、どう振り返るのか」という項の説明に入ります。「看護体験の何をどのように振り返るのか」について一言でいうなら、〝その時その場の相手との関係における自分自身の気持ちと動き〟を、〝どうすべきだったか〟というよりも〝どうあったか、なぜそうあったのか〟という視点から看護師が振り返ることといえます(16)。

先日、ある事例検討会で討論したとき確認し合ったことにふれながら説明を加えてみたいと思います。ある看護師から、気管切開の術後五日目の患者の事例について、気管カニューレの清潔の自己管理へのはたらきかけをめぐって、そのときに直面させられた場面が提起されたのです。

その病棟では、たいてい術後五日目くらいを清潔の自己管理を開始する目安としていて、これまではそれでうまくいっていたようです。場面が提起された患者は年をとっていたほうだったけれど、同じ部屋に何人もすでに自己管理をしていた患者がいたので、それまで見聞きできていたことでもあろうと考え、その看護師は病室を訪ねて「五日目で慣れただろうし、皆さんもやってきているのだから、あなたも今日からは自分で清拭をするように」との意向を話し、気管カニューレの清潔の自己管理のしかたについてオリエンテーションをしたのち、看護室にもどってきたのだそうです。そのとき、ちょうど息子さんが面会にきてベッドのそばについていたそうで、しばらくしてからその息子さんが看護室に出向いてきて「父が非常に不安がっている。命にかかわるようなことを患者にさせて、万一のことがあったらどうするのか。看護師としてどうかと思う」というような抗議をしたのだそうです。その看護師はいつも他の患者にやっているように丁寧にオリエンテーションしたはずなのに、息子から「看護師としてそれでよいのか」といわれ、不当であり、とてもショックだったということをグループ討論の場で説明していました。

当初、グループ討論の場で出た意見は「五日目というのは早過ぎるのではないか」「いやそんなことはない。三日目からやっているところだってある」「指導方法が患者に不安を与えるような不十分なものだったのではないか」「年をとっているのだし、理解力なども考慮して、パンフレットやスライドを用いることなど、わかりやすいオリエンテーションの方法を工夫するべきだったのではないか」「せっかく息子さんが面会にきていたのだから、家族を含めた指導をすれば誤解を受けずにすんだのではなかったか」「その患者は頑固でプライドの高い人ということでもあるので、看護師から命令されたかのように受けとめて気分を害したのではないか」といったものでした。

私が討論の場に助言者として加わり、そうした意見を聞いていて気にかかったことは、事例提供者からその時の状況を聞いたメンバーが描くその患者や問題となっている場面と、提供者自身にとって問題になっていたこととの間に大きなズレが生じていることでした。その時その患者にとって〝五日目〟が早かったかどうかは、しょせんその人に試みつつ確かめていかなければわからないことであるはずです。また、オリエンテーションを行う時期については、術後五日目というのはこれまでの多くの患者との経験のなかである程度認められている目安であったわけだし、これまでの経験によってあらかじめの取り決めがあるのは当然で、この場合も、それにそって開始しているわけです。したがって「五日目がオリエンテーションの時期というのは早過ぎるのではないか」という判断の問題にすりかえられてしまっていることが、私には気になりました。そのようなことは、やりながら確かめてみなければわからなかったことであるし、やってみてはじめてその患者の準備性がわかったことですから、やってみた結果を知ってからいえることでしかないわけです。

私がそのとき、提供者に確かめたかったこととしては、オリエンテーションをはじめようとしたとき、あるいははじめてからでも、その患者が不安そうにしていたり、何かしらそれをすすめていくのをためらうような事柄を感じなかったかどうか、ということでした。そうしたことによって、たいていの場合、様子を見ながら実施に踏みきっていくのであるし、事故を防げているわけですから。しかし、どうも提供者には「これまでは五日目でうまくいっていた」ということを前提にし過ぎている節が感じられました。五日目というのは、あくまで「これまでの患者にとっては問題にならなかった」あるいは「問題にせずにすんだ」ということでしかないと思うわけです。これまでの患者にはそれをひき受けていく力があったから、看護側の五日目という目安が成り立ってきているということを知る必要があります。そこをとび越えてしまって、その看護師は「自分の判断に異議を申し立てられた」という点にこだわっているように私には思えました。

〝拒否・疑問・不満〟は否定的な反応として看護師に受けとられやすいものです。しかし一面では「その患者にとってどうなのか」という、個別性を確認することができる貴重なサインともいえるものです。だから息子さんの〝抗議〟は、その確認の必要を感じないままにすすめていたその看護師へのかけがえのないフィードバックだったという気が私にはしたわけです。また、息子さんからのフィードバックを受けとめきれなかったことの理由の一つに、息子さんのいい方や態度に、その看護師が脅かされ、反応させられてしまっているということがあります。つまり、カニューレ清潔の自己管理のオリエンテーションをした自分に間違いはなかったし、息子さんからあのように非難されるような落ち度はなかったはずといった、提供者が自分の行ったことの〝正当さ〟にこだわっているところが問題のように、私には感じられたのです。そばにいた息子さんから、命にかかわるようなことを患者にさせ、看護師として手を抜こうとする所作と受けとられ、非難されたことに対するやりきれない気持ちが強く影響して反応している。看護師としての自分の正当さを否定され、立つ瀬がないとの気持ちの動きが、聞いていた私には感じられたのでした。

看護における〝技術〟といわれる範疇にあるものは、他の患者にやっていることでも、その患者によって、またその時によってうまくできないことがあるわけです。そのため「うまくいったか、いかないか」で、自分のやり方が正当であったのかどうかを評価していくものではなく、これまでの知恵に依拠して近づきながらも「その時その場のその相手にとってはどうなのか」を知ろうとしつつ、すすめていくものなのだと思うのです。

これまでの知恵の集積に依拠し過ぎて、いつものように試みようとしたときに、はじめてその行為を通じて、その時の相手の個別性が浮かびあがってくるわけなのですから、見方を少し変えれば、この場合は幸いなことにその〝個別性〟を患者とその息子さんが知らせてくれた場面でもあったということになるのです。相手の反応を得つつ、小きざみに軌道修正していくことを通して、はじめて患者にそい、集積された知恵としての技が、その患者に生かされていくことになるのです。自分という看護師が介在することによって、そこでのその人に〝技術〟が生かされていくわけです。

それではいったい、この提供者の場合、なぜそのようなこととして受けとれなかったのか。患者との確かめをとび越えた自分を補ってくれた患者からの積極的なメッセージとして、なぜ認めることができなかったのか。その患者がカニューレの清潔の自己管理という新しい学習をすすめるには、まだ〝準備性〟が整っていないという貴重なサインとして、どうして受けとれなかったのか。患者からのフィードバックの力に依拠して、私たち医療者は決定的なミスを防げているのであるし、より適した対応を探っていけるのです。そういったことは、頭でいつもはわかっていても、具体的な状況のなかでは自分が他の何かに影響され、そこに関心が向かわず、そうは考えられなかったことを知っていく必要があります。

この看護師の場合は「自分としては、いつも通りやったはずなのに、なぜああいうのか」と身構えてしまっているように私には思えました。そのため、うまくいかなかったことの、もっと他の要因をあげていこうとする方向にグループの関心がひき込まれて行ってしまっているように私には感じられたのです。それで「オリエンテーションの方法をもっと効果的にすればよかったのではないか」「それを行うにあたっての患者の理解度の問題を考慮すべきではなかったか」「その時の看護師の態度がよくなかったのではないか」などの意見が出てきてしまうわけです。

もし提供者が、息子さんの言動を「患者からのサインによる〝確かめ〟を行うことをとび越えてしまった自分に向けられたサインではなかったか」という〝側面からの意見〟として受けとめて「ハッ」とさせられたということであるならば、そこではじめて「オリエンテーションをしていたときの患者の表情やふるまいはどうだったか」「ちょっとでも自分をためらわせるような何かが、あのとき目に入ってはいなかったか」「今にして思えば〝いいや〟と見すごしてしまったことはなかったか」などというように、その時その場の自分が見聞きしたこと、感じ考えていたことを思いおこそうと、動機づけられていきます。その後のグループ討論において「提供者が何にこだわっていたのか」に気がついたとき、一つの〝転換〟が生まれ、その時その場の自分が見聞きしたこと、感じ考えていたことを思いおこそうとする方向へとグループ討論が向かっていったことが、今でも強い印象として残っています。

以上、看護体験の何をどう振り返るのかについて、先日ある事例検討会でグループ討論したときに確認し合ったことを例に説明した次第です。このことは別の文献でも考察していますので参照してください[17]。

事例検討の二つの位相――看護体験の記述化と〈語らい〉

〈事例検討〉には、次に述べる二つの〝位相〟ともいうべきものがあるようです。一つは、個々の看護師が看護するなかで直面した〝ためらい・戸惑い・行き詰まり・つまずき〟の体験を記述しながら振り返っている局面であり、いま一つは、それをもち寄り、小グループで語り合っているという局面ですが、私は〈事例検討〉ではこの二つ目の〈語らい〉ということを通して振り返ることの意味が、大きなウエイトを占めているのではないかと考えています。

かつて私は「体験としての看護―〝看護〟を語り合うことの意味を求めて」と題し[18]、「語りあうなかでの確かめ」の項をおこして〈語らい〉の意味について考察しています。この〈語らい〉というのは人間のコミュニケーションの原点なのですが、あまりにも日常的に私たちがやっていることなので〝書き言葉〟よりも軽んじられている傾向があります。しかしながら、人間にとって〈語らい〉は「行っていることと書きあらわすこと」との間を埋めるものとして、非常に重要なものだと思います。

実践者にとっては、そのときどきの行為そのものが表現でもあり得るわけですから、自分の行ったことを書きあらわすということは、自ずとできることではなく、かなり努力のいることです。したがって、看護の実践者にとって、どうしても「行っていることと書きあらわすこと」との間に〝段差〟が出てくるのは必至のようです。広く一般の人間社会の歴史を記述することにおいても同じなのでしょうが、その間を埋めるものを見出していかないと、看護の領域でもまた、現場で行われていることと「看護とは」として書きあらわされていることとの間の〝ズレ〟が大き過ぎるままにされてしまうことになります。私は、そこを埋めていくものとして、個々の看護師が、何かしらを手がかりにして言語化していくことが、主体づくりの出発点であるといいたいのです。この言語化という大きな課題に取り組もうとするときの一つの道筋が、ここでいう〈事例検討〉の二つ目の位相である〈語らい〉のなかに見出せるのではないかと思えるのです。

書くときには、私たちは系統立てようとの構えをもつようです。語らうときには互いのなかで互いの世界を構築し、受けとり合っているのですが、それを書きとどめるときは、一方の側からの受けとり方が軸になるのですから、平面的なものとなり変わっていくようです。そういう意味からも、看護師は〈事例検討〉において自分と相手との立体的な意識世界の交差を表現するために、この〈語らい〉というダイナミックな手段を用いることになります。そして、その〈語らい〉をどこまでどう使いきれるものか、という課題が残されます。これは、私自身にとっての長い間の関心事なのです。

看護の理念が盛んに謳われ、理論化ということが追究されている昨今ですが、私は、その前提となること、つまり行われている実践を表現し得ていないこと、そのための方法を発見し得ていないことが、現代の看護領域における課題であると考えています。玉石混淆の現場においては、看護のめざしていることとの照合を通して、何が〝玉〟で何が〝石〟なのか、それは〝誰〟のためのものなのかを個々の看護師が表現していくことが、実践を磨いていく力を持てることになるのだという実感を得ています[19]。

看護領域では、こうした実践と理論との循環が断たれているところに問題があり、しかも断たれている原因を自分の外側にある知識の不足として求める方向に実践者が足をとられやすい状況にあることもまた、私は気にかかっています。私としては、看護現場で蓄えられてきた知恵を意味づけることによって、看護が培っている価値に気付いていくのだと思います。具体的には、それぞれの看護師が行っていることを書きとどめ、それを同僚と語らっていく作業をどのようにすすめていくことができるのか、そのための学習の場づくりをさまざまに試みつづけてきているのです。今回のこのゼミナールを企画したこともまた、その一つの試み、挑戦であることを知ってほしいと思います。

〈事例検討〉の真髄は、〈語らい〉という表現方法を介して、より創造的なものとして行った看護を互いに再生していくプロセスともいえます。経験が大きな力を秘めている技術畑にあって、この〈語らい〉の果たす役割は、看護師なら誰もが先輩看護師の経験談や申し送りの場のなかでも思い知らされていることでしょう。また看護体験を語ることは、相手である患者よりも、看護師である自分を表現してしまうことも思い知らされています。

どうやったらダイナミックな〈語らい〉が展開し、それが他の看護師の表現をも活性化していくものになるのかということについては、先ほど掲げた「体験としての看護―〝看護〟を語り合うことの意味を求めて」のなかの一文で述べています。つまり「人と人とが語り合っているときというのは、それまで積み重ねてきた過去の体験を一方で思い描きつつ、想像力を働かせて、互いに経験していることを経験し合っているものである」としています。そして「看護を語り合うことに含まれている意味」と「どういうときに看護師は自分の看護を語り得るものなのか」、またいったい「そういうときは何を語っているものなのか」という項目に分けて述べていますので、参照してください[20]。

「どういうときに看護師は自分の看護を語り得るものなのか」について、ここで少しふれると「看護師が、相手である患者の思いもかけなかった反応に、その患者を固有な存在として見なおさせられたとき」に語っているといっています。それは、その患者の個別性を目撃できたときであるわけですが、そのことによって、固有な一個人としての自分自身を見返させられたときでもあり、いってみれば、自分の個別性を相手との関係のなかで発見できたときでもあるのです。「流れのなかで互いを個と個の関係にもち込めたとき」ともいえるし、「互いに自分らしさを発揮でき、互いに自分が受けとめられ生かされたと感じとれたとき」でもあるのです。さらには「患者の具体的な反応によって看護師としての限界を思い知らされ、なおその状況に踏みとどまり、かつその枠を乗り越えようとして行動をおこしたとき」のようです。それはまた「行動するための判断を迫られ、その過程で自己を確かめ、その成長を認めることができたときを語っていることになる」といえるかもしれません。

そして「そういうときは何を語っているものなのか」については、最初は患者の状態について語ろうとしているのですが、看護師である自分の目に映った患者を語っているので、だんだん看護師である自分を語っていることになっていき、それに気づいていくというプロセスがあるようです。

今までも、いろいろな場での〈語らい〉によって、看護師の知恵が受け継がれてきたことが想像されます。こうした方法は、系統的・組織的に行われてはこなかったものの、伝統的文化領域における技能の伝達方法としては、主流となってきたものであるようです。本来、日常生活習慣などのように生活のなかで社会文化的に身につけてきたことというのは、人から人への伝達のなかで受け継がれ、育まれてきたものであるのですから、民俗学や文化人類学などの分野と同様に、看護に表現を与える試みとして〈語らい〉が用いられていく必要がもっともっとあるのではないでしょうか。

〈事例検討〉の成り立ちの要件としての〝場〟と〝人〟

〈事例検討〉を実際にすすめていくときの要件について、ふれておきたいと思います。今まで述べてきたなかでも、具体的な例をあげた際にいくつか指摘してきましたので、ここでは要点のみを述べることにします。明日からのグループ討論を通して一緒に明らかにしなければならないことですが、事例検討をするとき、どのような自分をも安心して出せる〝場〟の雰囲気とでもいうものと、そうした自分を見届けてくれるであろうという信頼をおける〝人〟の存在が必須のようです。

人は、身構えてしまいやすい雰囲気のなかでは、自分を正当化しようとして、弁解をもしかねません。そのようなときは「自分は精一杯やったのだから、うまくいかなかった理由は他にあるはずだ」とするあまりに、自分のうしろめたさを否定する新しい事実をどんどん出していき、グループの討論を混乱させたり拡散させてしまいかねません。また、そうすることで、互いが鎧で身を固めていってしまいます。全員がそうした方向に引きずられなければ、なかにそういうメンバーがいても、それなりの役割をグループのなかでとらされていくのですが、グループという力の怖さと面白さがさまざまにあって、なかなか大変なのです。

いま一つは〝時間の流れ〟に関する問題があります。あとで振り返るときは、すでに結果を知らされて検討していることが多いので、しばしば丸ごと反省してしまったり、逆にあとで知った結果からそのときの行為の善し悪しを評価してしまいやすいという危険があることは、すでに述べてきました。この時間の流れの真只中にあるということを、私たちは自覚してし過ぎることはないと思います。事例提供者がかつて直面させられ、それ以来、さまざまに立てなおしを試みて、そののちにはじめてもちよってきている場合には、提供者にとっての〝時間の流れ〟は、他者の想像をはるかにしのぐものであるはずです。事例提供者から伝えられているメンバーにとっては、今ここにいる提供者から察知できるあらゆることを手がかりにして〝その時その場〟のことを想像していく以外にないわけです。この両者に流れている時間の〝ズレ〟をどう埋めていくかは、事例検討の大きな課題の一つです。

グループメンバーの組み合わせによっても、それぞれのメンバーがとれる役割が変わってきてしまうのですが、事例検討の〝人〟の問題として大切なことには、グループのリーダー、サブリーダーの関与の方向性があります。さらに、今回の私のような立場にある者、つまり助言者、スーパーバイザー、あるいはコンサルタントと呼ばれる、グループからある一定の距離を保つことができている立場にある者の〝活用のしかた〟の問題があります(21)。これは実際にグループ討論や全体会を行うなかで、皆さんと一緒に深めていかなければならない課題でもあります。

もう一つの〝場〟の問題としては、病棟におけるケース・カンファレンスのように、患者も看護師も互いに知り合っている場合と、今回のように職場から離れた場で、しかも互いに知らないメンバーとの場合とでは、討論の方向性が異なるであろうと思われます。それぞれの〝場〟の特徴によって、提供される事例もその討論される側面も違ってくることがあるということは、事例検討では自覚しておくべきではないかと思います。

〈事例検討〉というものが、語り手にとっての直接的な経験を〈語らい〉という表現の方法を介して、より創造的なものとして再生していくプロセスであるとするならば、そこには、語り手と聞き手とが直接的接触と相互作用を通して見たり聞いたりすると同時に、見られたり聞かれたりするという〝参加と自己開示〟が必須であると考えます。

すなわちある患者についての〝情報の切りとり〟による一般化・普遍化への手段ではなく、他者にとっての意味への唱和であると考える立場から、語り手と聞き手が互いにたえずつくり合う関係にこそ、〈事例検討〉の鍵があることを伝え、確かめ合いたいのです。

【注】

1 外口玉子他：事例研究を通じて看護ケアーの方法を確立しよう．綜合看護．二（三）：一二一～一四八．一九六七．
外口玉子：看護婦の研究．看護の表現―ふたたび事例研究を誌上報告するにあたって．綜合看護．二（九）：一〇三〇～一〇四五．一九六七．
日黒文・外口玉子他：与薬看護場面における患者への接近法―精神科における看護婦―患者の相互作用への考察（その三）．第一六回看護研究学会集録．一八四～一八八．日本看護協会出版部．一九六七．
上岡澄子・外口玉子他：不眠患者はどのような過程を経て眠剤を投与されているか（不眠患者の看護方法の一考察）．第一六回看護研究学会集録．一八一～一八三．日本看護協会出版部．一九六七．
石沢生子・外口玉子他：看護婦から〝手のかからない患者〟と固定してみなされてきた患者への接近の試み―精神科病棟における看護婦―患者の相互の回避の状況をめぐって．第一七回看護研究学会集録．一七五～一七七．日本看護協会出版部．一九六八．
田中啓子・外口玉子他：入院直後における患者の生活行動の変化とその過程における看護活動．第一七回看護研究学会集録．一七九～一八三．日本看護協会出版部．一九六八．

2 外口玉子：現任看護婦の再教育訓練はどこからどのように始められるべきか．むさし．二（三）：一～七．一九六九．

3 外口玉子他：拒否傾向が強く衝動行為のある患者への看護の試み．綜合看護．四（四）：一一～四四．一九六九．
外口玉子：看護の芽生えをはぐくむもの．綜合看護．七（二）：五～一八．一九七二．
外口玉子他：患者からの学び―印象に残る看護場面を表現していく過程から．綜合看護．九（二）：五～一九／九（二）五～八．一九七四．
4 外口玉子：病む世界の壁に思う．看護学雑誌．三九（四）：三三五～三四八．一九七五．
外口玉子：看護実践を通して看護の本質を問う．看護教育．一九（一）：四～一二／一九（二）七〇～七七．一九七八．
5 外口玉子：患者との関係において自分の〝動き〟が問題になるとき―看護婦の行為としての身体．看護．三〇（四）．一九七八．
6 外口玉子編：なぜ事例検討なのか―まえがきにかえて．問われ、問いつづける看護．星和書店．一九七七．
7 外口玉子：何を意図して、どのような問題提起をしたか、そして意見交換によって何が明らかになったか―パネラーとしての参加過程をふりかえって．【特集】続・ＩＣＮ東京大会．看護．二九（八）：二〇～三一．一九七七．
8 外口玉子他：方法としての臨床―臨床における体験と学びから．看護教育．一八（四）：二一三～二二九．一九七七．
外口玉子他：臨床実習に何を学ぶか―看護における判断・行為・表現．看護教育．一九（一三）：七九九～八四九．一九七八．
9 外口玉子：看護婦の現任訓練に関する研究（その一）―〝事例〟をもちよってグループ討議を行なう学習方法．第五回日本看護学会集録教育管理分科会．四四～四七．日本看護協会出版会．一九七四．
外口玉子：主体的な継続学習への取り組み―人と人とのかかわりあいの原点を求めて．精神科看護ゼミナール実施録．日本看護協会教育部．一九八〇．
10 外口玉子：患者と看護婦．教育と医学．二八（三）：一五～二一．一九八〇．
11 外口玉子：世界科学大事典．「看護」の項．三七五～三七六．講談社．一九七七．
12 外口玉子：精神病院における看護．臨床精神医学．三（一）：三三～四一．一九七四．
13 外口玉子他：体験―何をどのように振り返るのか．看護．三〇（四）：五七～七四．一九七八．
14 河野和子・外口玉子編：らい看護から．日本看護協会出版会．一九八〇．
15 日本看護協会看護継続教育検討会：看護職能団体における八〇年代の継続教育の課題と展望．看護．三二（八）：三四～五七．一九八〇．

16　外口玉子他：体験―何をどのように振り返るのか．前掲．
外口玉子：グループ討議の導入にあたって．昭和五十四年度地区別会員教育推進検討会実施録．一二三六～一二三九．日本看護協会教育部．一九七九．
17　外口玉子他：体験―何をどのように振り返るのか．前掲．
外口玉子：ゼミナールのめざすもの．看護体験をふりかえってのグループ学習―看護研究会における三年間の取組み．国立武蔵療養所看護研究会．一九八〇．
18　外口玉子：体験としての看護―〝看護〟を語り合うことの意味を求めて．看護学雑誌，四一（五）：六〇九～六一四．一九七七．
19　外口玉子：病む世界の壁に思う．前掲．
河野和子・外口玉子編：らい看護から．前掲．
20　外口玉子：体験としての看護．前掲．
21　外口玉子他：看護婦の現任訓練に関する研究（その一）．前掲．
外口玉子：全体会の討議にあたって．昭和五十四年度地区別会員教育推進検討会実施録．前掲．

【初出】
方法としての事例検討―行為と表現をつなぐもの、方法としての事例検討―精神科看護事例検討会ゼミナール、日本看護協会出版会、三～四三頁、一九八一年

らい看護から――序にかえて（抄）

らいを病むことによって閉鎖された社会での集団生活を余儀なくされた人々は、悲しみや憤りに身をさいなまれながら、ひたむきに生きようとしてきている。本書は、こうした人々とかかわりつづけてきた看護師が、自らの足どりをふりかえろうとした記録である。

らい療養所では昭和四十年代に入って、開設以来の生えぬきの看護師たちが次々と療養所を去りはじめていた。こうしたなかで、もはやらい看護の伝承は、閉鎖されたなかで成り立ってきた〝先輩看護師から後輩看護師への口伝〟ではむずかしくなっていた。

編者の一人である河野は、今のうちにこれまでのらい看護の知恵を記録して、これからの看護師の力につなげていきたいという思いを強くしていた。この河野からの要請をうけて、いま一人の編者である外口が多磨全生園に定期的に出かけ、看護師たちとの学習会をもちはじめたのは、今から十二年あまり前のことであった。以来、らい看護の表現と記録づくりへの試みはつづけられていった。病棟でのケース・カンファレンス、らい看護一筋に長年専念してきた看護師からの聞き書き、印象に残った患者との場面の再構成による検討、看護基準作成へのとり組みなど、さまざまな形の学習の場や手段が試みられた。

こうした模索のなかで、自分の経験を内にこめたまま、なかなか語ろうとしまい熟練した腕をもつ看護師が〝どのようなとき、どのように自分の看護を語りうるものなのか〟を、互いに確認しあえた喜びは大きかった。本書の第一部に展開されている〝看護場面〟の多くは、こうした試みの発見から生まれたものである。

とくに、二十五年あまりのらい看護の経験をもつK看護師があのとき、「私たち、ほんとのところをまだ聞けていないのねえ。いや、きっと患者さんにいわせないところがあるんでしょうね」と、嘆息まじりにつぶやいた姿は今もあざやかである。Kさんはかつて療養者たちから、あのむずかしい切断肢の包帯を巻かせてもらえた数少ない看護師のうちの一人である。そうした腕と人柄とをあわせもつKさんをして、そういわしめた看護の重さを、その場にいあわせた私たちは思い知らされたのである。

K看護師が語ったのは、知覚が麻痺しているMさんの生活のなかの受傷についてであった。

春先の海辺で足の裏にクギを刺し、それに気がついたのは家に戻って下駄に血がべったりとついているのを見てからだという。また園にきて、雪の積もったある日、野兎をしばらく追いまわして舎に戻ってから靴が脱げないので、よく見たら太いクギが靴の底から足を串刺しにしていたのだと、Mさんが語ってくれたという。KさんがMさんのところに出かけたのは、〝うら傷〟（足穿孔症）をつくってばかりいるMさんに、今日こそはそのほんとうの理由を聞いて、なんとか傷を防ぐ方法を見出したいという気持ちからだったという。しかしKさんは、これまでの自分の気負いが恥ずかしいといった。そんなKさんの語り口から、私たちは〝Kさんらしい看護のやり方〟があぶりだされてくるような思いを深く味わったのである。

春の陽光のなか、まだかすかに冷たさの残っていたであろう海風をうけて浜辺を散策する若く元気なMさん、さらに病床の目ざめの朝、一面の銀世界に飛び出し、病気である自分を忘れたであろう瞬間のMさんが生き生きと私たちに描きだされてきた。それだけに、足に刺さったクギに痛みすら感じられなくなっている自分の身に気がつかされた、そのときのMさんの衝撃の何ともいいようのない重苦しさは、私たち看護師の想像などはるかに超えていることを聞く者に伝えていた。

「あんなにも生活感が豊かなMさんのことだもの、傷をつくりやすいからと、動きまわらないでじっとすごすなんて、何にもましてつらいことだものねえ。私、これまでわかっているつもりだったのに……」と、あのKさんがいつもとはちがって、自分の思いをくりかえし伝えていたのが印象的であった。

長年の療養生活のため、たいていのことは看護師も患者も聞き知ってしまうらい療養所にあって、顔見知りのはずのMさんがそのとき初めてうら傷をつくった最初のきっかけを語ってくれたことは、Kさんにしてみれば、〝ショックだった〟にちがいないと想像できた。

この場のKさんのように、〝そのときの感動をともなった発見〟を一人称で語ることによって、その看護師が自分の体験をつみあげ、さらにそれを他の看護師と共有する一つの方法ともいうべき道すじが、あのときひらかれたような気がしたのである。このときの私たちの実感が、それぞれ自分のやってきた看護を表現し、伝達可能なものとして記録にとどめていこうとする作業の端緒ともなったといってよい。

K看護師が、それまでの自分のやり方を相手である患者によって見なおさせられたということは、一面では〝看護師のはたらきかけ（＝手技）が問題となるとき〟を意味している。おそらくそれは、患者とむきあうなかで、その手技をとろうとした看護師がそのときの自分自身の〝気持ちと動き〟をはっきりと自覚できたときなのであろう。この時点での看護師の〝気持ちと動き〟に〝看護するなかの知恵〟がこめられているのだと思う。看護師がそのときの〝気持ちと動き〟を語り、記述することによって初めて、その手技の〝型〟のみではなく、その型をその時その場で選びとった、その看護師の〝看護するなかの知恵〟が伝達されていくことになると考えられたのである。

そうした意味からすれば、K看護師はこの〝手技が問題になったとき〟を語ったことになるのだが、このとき、聞いていた私たちは、K看護師の〝気づき〟を通して相手のMさんを描くことができたし、そのMさんの気持ちをずっしりとうけたのである。そしてまた、〝生活のなかの患者との確かめから患者の受傷へのかまえの改善のきっかけがつかめる〟という、Kさんのこれまでの経験に裏づけられた看護の知恵を伝えられたと同時に、そうした知恵さえ、用いられる次の瞬間には別の知恵になっていくことを学んだのである。

【初出】
序にかえて、河野和子、外口玉子編、らい看護から、日本看護協会出版会、i〜vii頁、一九八〇年

事例検討と臨床を展開する〝ちから〟

――私たちのゼミナールの5年間

私たちは、看護師が患者と向き合うなかで実感している手ごたえを確かなものとすることをめざして〈事例検討〉を積み重ねてきました。そして臨床の場でそれぞれが何をめざし、どのような看護を展開しているかを振り返り、自分の〝看護〟を見いだしていく過程を分かち合うことを試みつづけてきました。そうした自主的学習会の場である「精神科看護事例検討会ゼミナール」も、発足以来すでに5年が経過しました。

そこで、私たちは、この間に互いに学び合って明らかにできたことや、参加者それぞれが事例検討を通して培ってきた力を確認し合う必要性を強く感じ、第5回ゼミナールの第一日目は、ゼミナール参加者以外からも広く参加者を募って「公開シンポジウム」を行うことにしました。これまで〝手づくりの学び合い〟を大事にして地道に積みあげてきた私たちの試みを、あえてこのような形で問題提起していくにあたっては、私たちのなかで何度も議論を重ねた結果、特に「この場に期待すること」として次の三つの点を確認し合いました。

一つには、5年を一区切りとしてゼミナールへの参加を呼びかけた責任上、この5年間の歩みを振り返って整理し、次のステップへの気運をつくりだす必要があること。

二つには、私たちの〈事例検討〉に関心をもつ方々に、自分たちが学んできたことを伝える試みを通して、私たち自身があいまいにしたままになっている点をより明らかにするための場が必要なこと。

三つには、患者ケアを担っている多くの看護仲間との意見交換を行うことを通して〝学習の場づくり〟から〝ケアの場づくり〟へという発展の方向を共に探っていくための契機としたいこと。

以上を踏まえて、ゼミナールに継続的に参加してきている参加者のなかから三人のシンポジストを選出し、報告を依頼しました。また看護界で活躍され、かねてより私たちの試みに関心を寄せてくださっている二人のコメンテーターをお迎えすることができました。それぞれの立場からの意見をいただいたのちに、フロアとの討論をさらに深めていくことを企画しました。公開シンポジウムを雑誌記事にまとめるにあたっては、読者に討論内容をさらに深めていただきたいという願いから、シンポジウムへの導入として、当日司会をつとめた筆者が、第1回から第5回への精神科看護事例検討会ゼミナールの経緯について、若干の説明を加えることにしました。その内容は、シンポジウムの翌日、看護事例検討会の代表として筆者が行ったゼミナール参加者への問題提起（毎年のゼミナールの冒頭で行ってきたもの）をもとにしていることをお断わりしておきます。

私たちのゼミナールがめざすもの

私たちが「精神科看護事例検討会ゼミナール」をすすめてくるにあたっての最大の関心事は、看護の担い手である参加者一人ひとりの学習が、現場での患者ケアの質の向上をどのようにしてもたらすことができるのかという点にあります。当初の呼びかけ以来、この私たちの試みは、単に学習のための学習に終始することなく

「現場にどう還元することができるか」に重点をおいてきました。すなわち参加者それぞれが〈事例検討〉を通して蓄えた力を「現実の患者ケアを展開していく力として発揮していく過程を互いに見守る」という体験の積み重ね方にこそ、私たちの〈事例検討〉の試みの特徴があるといってよいでしょう。

私たちは、自分自身の仕事のすすめ方を点検し直すために、それぞれ所属している病院、療養所、保健所、教育・研究機関など、施設や組織の壁をこえて集い、この事例検討会を始めました。そして、ケアの担い手としての主体づくりをめざして継続してきたわけですが、事例検討会で患者とのかかわりを振り返って、確かめ合ったことが、その後「現場での患者ケアをどう具体的に産みだしていっているか」という点に関心を注いできました。すなわち〝学習と実践との連環〟を一人ひとりの参加者のなかにつくりだしていくことを、課題としてきました。こうして今年、5年目を迎えたのですが、最初の呼びかけの折にも確認したように、この私たちの試みは、会自体を活発にしていくことが目的ではなく、あくまでも参加者一人ひとりが患者ケアを展開する力を高めていくことを通して看護師としての成長をとげていくことをめざしています。

そこで、第1回ゼミナールから第2回、第3回、第4回、そして第5回へと、この5年間どのような歩みをたどってきているかを、表に基づいて概略を述べてみたいと思います（表）。

行為と表現をつなぐものとしての事例検討

第1回ゼミナールでの私の問題提起は「なぜ事例検討なのか」でした。念頭にあったことは「実践的行為としての看護のもつ特徴を明らかにし、その担い手である看護師が、自分自身の実践をどう言葉化できるか」であり、しかも「実践を表現する過程において看護師間で何をどう共有し得るのか」という課題もありました。

表　第１回・第２回・第３回・第４回そして第５回ゼミナールへ

Ⅰ．各回のゼミナールの課題を振り返る

1．第１回・テーマ：方法としての事例検討

1）なぜ＜事例検討＞なのか
　　――“実践的行為としての看護”の性質と担い方の特徴

2）何のための＜事例検討＞か――看護実践者にとっての課題

3）＜事例検討＞の構造と＜事例検討＞をすすめていくための要件
　　――誰が、何を、どう振り返るのか

(ゼミナール集録1『方法としての事例検討――精神科看護事例検討会ゼミナール』参照)

2．第２回・テーマ：臨床――その時・その場

1）事例検討と患者ケアとの連携を

2）ゼミナールでのグループダイナミズムと看護の現場性

3）事後検討（アフターミーティング）と集録づくりによる“共通体験”の振り返り

(ゼミナール集録2『事例検討と看護実践』参照)

3．第３回・テーマ：臨床――今、ここでの思いと動き

1）“自分の看護”の発見から看護の担い手としての主体づくりへ

2）看護リアリティを検討の場にもち込むということ

3）“私たちの事例検討の方法”の自覚化を

a. 事例提供者の決定プロセス

b. 事例を検討する過程でのさまざまな“場”の活用

c. 事例検討のなかの担いあう役割

(ゼミナール集録3『臨床体験をつなぐ事例検討』参照)

4．第４回・テーマ：事例検討の積み重ねと臨床の深まり

1）検討の場での自分と臨床の場での自分を重ねあわせていく力を

2）臨床体験（患者との関係のなかでの自分の思いと動き）を、個としての看護師の成長（“私の看護”の発見）に、そして、集団としての看護の成長（看護の“共通の価値”の確立）へ

(ゼミナール集録4『事例検討と患者ケアの展開』参照)

Ⅱ．第５回（今回）のゼミナールの課題

テーマ：事例検討と臨床を展開する“ちから”

1）事例検討の積み重ねと“私たちの方法”の明確化を

2）学習の場づくりと患者ケアの深まりをつなぐ

3）それぞれの現場での学習の拡がりを、そして看護を展開する“ちから”に

このような学習の場づくりを呼びかけたのは、看護師が、現実の医療状況のなかで直面させられている諸々の問題を回避することなく〝実践からの学び方〟を学ぶための一つの道すじを産みだしたいとの思いからでした。申し送り、ケースカンファレンスなどの形態で施設内で行われている〈事例検討〉のもつ長所・短所を踏まえ「異なった職場から集う看護仲間相互で、どのような学習の深め方ができるのか」「学習の成果をどのように日々の実践に活かしていくことができるか」への挑戦でもありました。私たちの〈事例検討〉の方法は、看護体験を持ち寄り、その時その場の患者とのかかわりに影響していることや、その看護行為の意味するものを、さまざまな角度からとらえ直していく作業をグループワークを通して積み重ねるというものです。

ゼミナールを継続してくるなかで、はっきりさせることができた点は多々ありますが、特に「看護実践者にとって、自分の看護を言葉や文字で表現しようと動機づけられるときは、どういうときなのか」「それはそれぞれの看護師の日々の実践に何をもたらすのか」について実証できた点を、強調したいと思います。実践者にとって、患者とのかかわりは実感を伴ったものです。一方、言葉や文字による表現は、現実の看護状況のある側面を部分的につまみ取ったものであるという制約があります。それゆえ、討論の深まりの方向によっては、当事者には「表現しきれない」あるいは「ありのままに伝わらない」という不全感をもたらしやすく、検討の場に〝看護リアリティ〟を持ち込むことの必要性と困難さを痛感させられてきています。

しかし、一覧表に示したように、第1回から第4回までの『ゼミナール集録』を改めて見直してみますと、そのつど表現しきれなかったいらだちや部分的な表現がひき起こす問題に直面させられつづけてはきましたが、やはり、このような記録をつくりだしてきているからこそ私たちの拙い試みがある面において積み重ねられ、深められたのでもあるし、また拡げてくることもできたと言えます。今日この場において、多くの方々と事例検討し合えるのもまた、これまでの『ゼミナール集録』がその基盤づくりをしてくれているわけで、その点を考えても〝行為と表現との連環〟の意義を再確認することができます。

看護実践における判断と行為化の問題

事例検討を通してどのような力を実際に身につけてきているのでしょうか。患者とのかかわりのプロセスをたどるなかで、看護師は、自分自身の〝患者観〟〝人間観〟といえるものが浮きぼりにされてきて、いやが上にも意識させられていく状況におかれます。すなわち「ある看護状況におかれたとき、自分は患者と向き合うなかで何を優先し、どのような行為を選びとっているのか」「それはなぜなのか」を、具体的事実に基づいて検討し合うことを通して〝自分の看護〟を発見していくことができました。ときには、それが認めがたい自分であったりもするので、葛藤を現場にまでひきずっていくこともありました。事例検討会のあと、繰り返して各グループで行われたアフターミーティング（事後検討）は、そうした状況にある事例提供者を支え、改めて「自分と自分の看護をとらえ返すこと」を助ける試みであったと言えます。

参加者は、グループ討論のなかで支えられてはじめて、現場で患者と向き合ときのありのままの自分を認めることができ、看護師としてそのときどきにめざしていることをはっきりさせ、患者ケアの改善への具体的な取り組みをはじめることができました。看護師として判断し、選びとった行為が「相手である患者にとってはどうであったのか」と視点を転回させて問うことは、看護師にとってたいへんに厳しいものであり、足元から揺さぶられるような体験です。看護師側の〝つもり〟が、患者の側からひっくり返されるような逆転は、現場では小きざみに生じているわけですが、それを見すごさず、看護師が自分の〝向き合い方〟の問題として引き受けていくところに、多くの学びが産みだされました。

相手である患者の側から自分の行為を見直し、その意味をとらえ返していく作業を看護師が一人ですすめることは困難です。ある程度距離をおいて自分を見られるような〝場〟が不可欠です。ゼミナールのさまざまな局面で、こうした〝場づくり〟にかなり配慮してきた理由はここにあります。またそうした場が一人ひとりの参加者に活用されるには、そのための配慮、準備、条件づくりが大切なことを強調しておきたいと思います。例えば事例提供者の構え（動機づけ、向き合い方）とグループメンバーによる支え方の問題、リーダー・サブリーダーの役割の担い方の問題、助言者の活用のしかたなど、重要な課題を明らかにすることができました。

私たちが行ってきた〈事例検討〉は、看護師が患者との関係において目に見える〝行為〟とその底を流れている目に見えない〝思い〟との関連を見いだして〝行為が看護となるための要件〟を明らかにしていく作業であり、看護の概念化への一つのアプローチでもあると考えます。こうした作業の積み重ねを通して参加者一人ひとりが看護師としての主体形成を押しすすめて、ひいては看護に共通の価値や信条を明らかにしていく協同作業を展開してきているのです。

看護の日常性を見つめ直す契機に

それでは、なぜ、このような〈事例検討〉の方法を看護において固有に発展させていく必要があるのか。

看護師が担っている仕事の特徴として、看護師と患者は、日常的で一見ささいと思われるような見のがされやすい事柄を通して互いの世界をつくり、分かち合っている面が強いということがあります。そのため、影響し合い、交わし合っていることを、その時々に自覚的に扱いきれずに、生活者としての互いの〝地〟が、よい意味でも悪い意味でも出やすい状況におかれます。したがって、自らの知覚のしかたや、それに基づく判断や行為化のプロセスに「何がどう影響しているのか」を意識化・自覚化することが難しいのです。

看護は日常的な生活行動を通して患者のいつもの動きを支えていくという、いわば生活の場を整える働きを担い、生活のリズムを維持する機能を担っています。それゆえ、ともすれば看護師は、日常性を突き破られるような出来事に遭遇したとき「自分のやり方がまずかったからではないか」と否定的に受けとめがちとなり、その出来事の意味をさまざまな角度から見直すことができなくなってしまうようです。

日常的に見すごしていることの問題に気づかされるのは、看護師が行き詰まりを感じたり、自分の予測したように事の成行きがすすまなかったりしたときであり、看護師が意表を突かれた場面を通してです。看護師が患者とかかわるとき、あらかじめ持っていた〝つもり〟が実際には患者にそのようには受けとられず、思わぬ反応を返された場面こそ、いつもの自分のやり方をあぶりだし、とらえ返していくときの大事な手がかりなのです。そこに渦巻くさまざまな力を見いだしていく方法として、私たちの事例検討は位置づけられます。

患者とのかかわりにおいて、つまずいたとき、思わぬ反応を受けたときというのは、いつもは通用していたことがその場面では通用しないことを知らせています。そのサインを受けとめて、立ちどまることができれば「相手である患者にとっては、どうなのか」をとらえ返し、その時その場の患者と向きあっている自分自身を見つめていくことができます。こうして日常の流れのなかで踏みとどまる力を得ることによって、自分と患者との受けとめ方の〝ズレ〟を埋めていく手だてを見いだすことができます。このことが事例検討のプロセスにおいて獲得される〝否定的な見方から肯定的な受けとめ方へ〟の転換点と言えるものなのです。

私たちの事例検討は、看護が担っていることの日常性や流動性を「患者との個別的関係を展開していくとき強味に転化していくことができるか」への挑戦でもあると実感しています。この側面について、これまで私は「看護のかくされた構造を明らかにする方法」「看護リアリティを把握する方法」などの表現を通して、言及してきました。

看護の場に働いている力を見きわめる

看護師が患者との個別的・継続的関係を展開する上での困難さの背景として「看護がチームとして機能している」ということがあります。つまり、看護の場は、単に患者と看護師の間で生じている事柄だけではなく、集団での生活の場の維持に必要な病棟の約束、規則、習慣など、スタッフ間でとり交わされている事柄にも、大きく影響されているということです。他の患者への配慮や懸念も含めて、その場に生まれているさまざまな流れのなかで、患者と看護師との一対一のかかわりが成り立っているわけです。

このような看護師の判断と行為に影響していることについては、これまでにも、私は〝磁場〟あるいは〝場のダイナミズム〟などと名づけ検討してきているのですが、今後もさらに事例検討を重ねていくことで、深めていく必要を感じています。

このことはまた、基礎看護教育のあり方と関連して検討されてもきました。看護師が、あるがままの自分を認めることができない傾向が強いのは〝失敗の許されない医療の場〟での看護師としてのあるべき姿勢や方向にそって教育・訓練を受けるため、あるはずの自分や患者といったことが前面に出やすく、その結果として、看護師は自責の念を抱えたり、あるいは逆に自己弁護に陥ることへ知らず知らずのうちに流されます。自分の〝つもり〟と実際の〝なりゆき〟がどうしてずれたかを、自分と患者との関係において看護師自身を内部から突き動かしている力と、それをとりまく場に働いている力という側面から検討していくことが、課題となっているのです。

ゼミナール各回のテーマと展開の特徴

以上、第1回ゼミナールで問題提起したことに基づいて、その後の事例検討の積み重ねを通して「何がどう明らかになってきているか」を述べてきましたが、さらに、第2回以降の各回のゼミナールにおいて設定したテーマと、そのゼミナールの展開の特徴について、少し触れておきたいと思います。

第2回ゼミナールは「臨床―その時・その場」というテーマを設定し、それぞれの現場での動きを再び持ち込み、検討が深められました。つまり、第一回ゼミナールの事例検討を通して得た〝気づきと学び〟を参加者それぞれが現場に持ち帰ったときに「患者とどう向き合えたか」を互いに問うことから始まったと言えます。第1回ゼミナールで事例提供者となった人たちは、その患者ともう一度向き合うことを試みてきた人、自分が飲み込んでしまった思いを改めてその患者に伝える場面づくりをしてきた人、その患者と自分とのかかわりのなかの気づきを看護チームで共有することに取り組んできた人などさまざまで、事例検討の成果を、直接的に患者へ還元していくことを試みたプロセスを浮き彫りにすることができました。

事例検討は〝患者との間に生じていること〟を自分の問題として持ち寄るところから始まる以上、看護師の側がまず揺さぶられることは当然なのですが、事例の提供者としては、その時の自分が影響されていたことに気づかされ、時に「ハッ」とし、時に落ち込むなど、気持ちの揺れの幅が大きいのです。そうした自分を立て直すためにも患者と再び向き合おうとし、患者との新たな取り組みを開始していった様子が伝わってきます。このような〝学習とケア提供の連環〟が、提供者の現それぞれの場で産みだされていったことの確認が第2回ゼミナールを大きく特徴づけ、その後にまとめ上げた集録の表題を『事例検討と看護実践』としたことにも、それははっきりと表われています。

第2回ゼミナールのいま一つの特徴は、事例検討の場での共通体験に基づいてグループごとに行われた事後検討（アフターミーティング）が数回にわたり継続され、現場に戻ってからのそれぞれの試みをそこで互いに伝え合い、検討を深めていく作業を次の年の第3回ゼミナールまで続けたことです。したがって、そのエネルギーは当然のこととして第3回ゼミナールの場へと流れ入って、参加者が相互に持つ期待、疑念、焦燥などの感情の渦のなかで行われたとも言えるものとなりました。第3回ゼミナールは、事例を持ち寄るというより、それぞれが自分の現場をそのまま引きずって〝そこにいる〟という感がありました。

こうして、私たちが当初からめざしてきていた「事例検討の場に看護リアリティを持ち込む」ということができたのですが、患者との関係を通して、看護師の〝思いと動き〟の振り返りを深めていくには至りませんでした。また、個性豊かな看護師の集まりであるだけに、検討の場での言葉や態度に互いに反応し合うあまり、事例提供者が臨床の場で向き合っている患者を後衛に退かせてしまったまま討論が堂々めぐりしやすい状況が多くのグループで生じました。そのため、各グループの〝助言者〟である私自身の加わり方や介入が、切実なものとして求められ、私にとっての貴重なチャレンジとなりました。

第3回ゼミナールの「臨床―今ここでの思いと動き」というテーマと考え併せますと、それぞれが、その時その場での思いを飲み込まずに表現することによる混乱と葛藤が生じていた時期で、看護師はその時その場の〝思い〟を自覚しはじめてはいたものの、それがまだ〝動き〟に生かされていくには至っていないことを表わしているように受けとれました。この時点では「看護師の思いと動きの統合」への道のりは、まだ遠いことを痛感させられもしました。そうした参加者のさまざまな感情の渦のなかで、現場のリアリティを共有しながら事例提供者を支えることの難しさも浮き彫りになりましたし、臨床の場での〝思いと動き〟と、事例検討の場での事例提供者の〝思いと動き〟とを重ね合わせながら、参加者それぞれが提供者の語っていることに対する印象や置かれているであろう状況を言葉にして伝え、確かめ合っていくことを通して、はじめて事例提供者を支えることになると発見できました。

第3回ゼミナールの集録の表題が『臨床体験をつなぐ事例検討』ということからもわかるように、それまでばらばらにしか見えていなかった患者との体験が、つながりをもって見えてくること、あるいはまた、個々の看護師の体験を通して看護チームがめざしていることが確かめられ、チームに共通のものとして担われていくことなど事例検討を〝節目〟として患者ケアに新たな角度から取り組むことが、看護師の成長、看護チームの成長、さらには患者の自立・成長をもたらしていくというダイナミックな臨床状況を、浮き彫りにすることができました。

第4回ゼミナールは、地方色豊かな場である一つの病院からのこれまでのゼミナール参加者たちが事務局を担い、より患者ケアの現場に近いところで、私たちのめざす〈事例検討〉をどう実現できるのかという課題に一歩近づくことができました。そして「個としての看護師の成長」を、どのようにして「集団としての看護の成長」につなげていくことができるのかという課題にも触れることになりました。

第4回ゼミナールの集録の表題が『事例検討と患者ケアの展開』であることに見られるように、それまでの〝学習の場づくり〟から〝ケアの場づくり〟へと、今後の私たちのゼミナールの方向を転換する気運を強めたゼミナールでもありました。

上記のようなゼミナール5年間の積み重ねの上に立って、第5回ゼミナールでは、ケアを主体的に担う看護師としての自覚に基づいて「それぞれの患者ケアのための場づくりを現場で展開していくための条件づくりをどうすすめていけるか」を課題としました。

既成の枠組みを使ったり、他人の言葉を借りて表現するのではなく、看護師が看護するなかの〝手ごたえ〟ともいうべき実感を「どのようにすれば、自分の言葉で語れるのか」という課題にも引きつづき挑戦しながら「事例検討と臨床を展開する〝ちから〟」との第5回ゼミナールのテーマにそい、それぞれが自分の現場で共に働く仲間とともに「何からどう取り組むか」を明らかにしていく〝場〟としたいと念じている次第です。

【注】

1 外口玉子編：方法としての事例検討—精神科看護事例検討会ゼミナール、日本看護協会出版会、一九八一年
2 外口玉子編：事例険討と看護実践—精神科看護事例検討会ゼミナール2、看護事例検討会、一九八二年
3 外口玉子・金井一薫・宮本真巳編：臨床体験をつなぐ事例検討—精神科看護事例検討会ゼミナール3．バオバブ社、一九八三年
4 外口玉子編：事例検討と患者ケアの展開—精神科看護事例検討会ゼミナール4．バオバブ社、一九八四年

【初出】

事例検討がめざしていることと私たちのゼミナール五年間の歩み、看護事例検討会主催シンポジウム／方法としての事例検討—事例検討と臨床を展開する〝ちから〟（一九八四年七月一四日）、ナースステーション一四（四）：三一八〜三二五頁、一九八四年

地域ケア展開の方法としての事例検討

——スーパービジョン・コンサルテーションの位置づけ・機能・役割

保健師とのスーパービジョン・コンサルテーションの場づくり

一九六〇年代後半より、東京都小平保健所管内の精神科病院である国立武蔵療養所では長期在院者に対する社会復帰促進活動が先駆的に取り組まれて、保健師との連携が必要となっていった。私が小平保健所に出向き始めたのは、その病院に「デイケア」を開設する仕事に取り組んでいた時期である。病院のもつ閉鎖性を少しでも打開すべく、病院が地域に開かれていく窓口として「デイケア」を位置づけ、地域の関連機関との連携を求め、保健師たちとの協働を進めていったのである。

地域精神衛生活動が開始された当初、保健師に援助が求められたのは、主に家族からの治療機関紹介の依頼、病院からの退院患者への生活指導の依頼、福祉事務所からの生活保護受給者の単身患者への訪問の依頼などであったが、その後、外来通院中断者の通院・服薬への動機づけ、引きこもりや受診拒否状態にある人との関係づくり、不登校・家庭内暴力をめぐる家族関係の調整など、地域生活継続のための支援へと働きかけの重点が移っていった。

保健師はこうした地域からの新たな要請に応えるべく、従来の対人保健活動において経験しなかったようないろいろな働き方を求められ、従来の保健師業務の進め方や〝枠〟を越えざるを得ないような状況にも、しばしば直面させられた。すなわち、結核など「感染症対策モデル」からの脱却を迫られていたのである。そしていわゆる〝問題を起こす人〟として、病者を地域から排除する方向にではなく、家族など周囲の人々の理解を高め、生活環境に働きかけていくことで当事者を支える方向に力点をおくことがめざされた。

当時、地域で精神衛生のケースとして浮かび上がってくる過程はさまざまで、最初から〝精神衛生上の問題〟として明確にされ、相談が持ち込まれてくることはまれであった。生活上の出来事にからんで、家族・学校・職場あるいは近所の人たちとのトラブル等が契機となり、「精神の問題ではないか」として持ち込まれてくることが多かった。また、本人が病院に出向くことを拒否して受診しないままに、ついに家族や周囲の人が困り果て、保健所へ相談に来所する場合がほとんどであった。したがって、最初に接触した時点における保健師の対応のしかたが、その後の本人の処遇のあり方に大きく影響することになる。当初、保健所に相談が持ち込まれるまでには、当事者と家族あるいは近隣の人たちとの間ではさまざまな葛藤や利害の対立が長く続いてきているることが多いため、相談を受けた保健師は、本人と直接会えるようになることを大事にして、その言い分を確かめ合うことのできる関係づくりを必要とされた。また、家族や知人など、本人を取り巻くそれぞれの人にとっては「何がどのように問題となっているのか」を確かめ合っていく過程を通して、保健師が担えることとそれぞれの人が担えることをはっきりさせていく必要にも迫られた。

そもそも〝問題〟として持ち上がってくる契機や経路は多様で、広く人生の途上のつまずきや危機にも関連しているため、家族はもちろん、保健師もまた、本人の大事な人生の選択にかかわらざるを得ない状況にしばしば置かれた。具体的には、進学、就職、結婚などを契機として危機状況に陥り、教育相談所、家庭裁判所、警察などから保健所に紹介されてくる人々が相談者の大半を占めていた。

地域から保健所に持ち込まれてくる精神衛生上の問題はますます多様になり、個々の保健師の努力だけでは対応しきれない多面的なアプローチが求められた。小平保健所の保健師と市役所の保健師の合同研究会でも、一九七〇年頃より「精神衛生」に関する事例検討や問題提起が多くなり、この研究会の場に、当時、国立武蔵療養所のデイケアの看護師長であった筆者が出席するようになった。その後も、地域から精神衛生上の問題が保健所に持ち込まれることがさらに多くなるにしたがい「保健師としてどう働きかけていく必要があるのか」「その時々のかかわり方、接し方はどうすればよいのか」を、考えさせられることが重なった。また、懸命にかかわったが、それが相手にとってどうであったのか気になるなど、一人ひとりの保健師が自分のかかわりについて相談する場、振り返って検討する場がほしいとの要望が強くなっていった。

人が危機状況に直面させられたときは、自分のペースが守られ、自分の生活リズムを立て直していくことのできる環境と、人の支えを必要としている。そのため、本来、保健師による働きかけはそうした人生の危機を成長への一つの〝節目〟として捉えることによって、その人を生活の場で支えていく方向をめざすものでありたいと、私は事例検討のなかで繰り返し伝えた。

私と保健師たちとの協働は、保健師が自らの経験を積み上げ、患者理解をより深めていくために、精神衛生看護の専門的立場からの私の助言を要請したことで、私が保健師の相互学習の場に参加することにつながっていった。そして、私の参加が契機となり、保健所・市役所保健婦合同業務研究会とは別に「小平地域精神衛生看護研究会」が立ち上げられた。

以来、地域の保健師が、ケースとのかかわりのなかで判断したこと、行ったことについて検討し合う〝事例検討〟を継続してきた。小平地域精神衛生看護研究会で、それぞれの保健師は、ケースとのかかわりのなかで経験させられた〝ためらい〟や〝迷い〟を検討し合い、自分が担えたことと担えなかったことを明らかにし、「それはなぜか」と考察することを通して、地域ケアの担い手としての学習を継続した。

その後、私は職場を病院から東京都精神医学総合研究所「医療看護研究室」へと移したが、引き続きフィールドワークとして定期的に、あるいはまた、緊急対応を求められて保健所に出向き、共に精神衛生相談活動を担い、かつ研究会を継続してきた。具体的には、事例検討を通して直接ケアの担い手である地区担当保健師を支えると同時に、地区担当保健師と私が共に働きかけることが望ましいと判断したケースについて「合同面接」「同行訪問」など直接的なケアをも担いながら、実践活動のなかで学び合ってきた。

スーパービジョン・コンサルテーションの位置づけ

小平地域における精神衛生相談活動の展開は、地域の保健師と私との互いの立場が異なることを活かし合う〝ヨコの協働のあり方〟のモデルの一つと言ってよいだろう。微力ながら私自身が担った役割をあえて一般化するならば、地域ケアの直接的な担い手に対する〝支援システム〟の一環として位置づけられるであろうし、また地域ケア展開の方法論としての〝スーパービジョン・コンサルテーション〟の概念で説明することができようか。

私たちの研究会は単に保健師の学び合いの場であるばかりでなく、実際にケアを展開していくための地域の〝受け皿（＝場）づくり〟や〝ネットワークづくり〟にも取り組み、地域ケア実践の質の向上をめざして活動した。すなわち、一九七〇年代に入ってから、保健師の訪問活動を基盤にして地域の「家族懇談会」や気軽な相談窓口としての「精神衛生相談クリニック」などがつくられた。さらに、一般市民対象とする「精神衛生を考えるつどい」が開催されるようになり、保健所デイケアの「精神衛生グループワーク」も立ち上げられた。これらの動きに、小平地域精神衛生看護研究会は「小平・東村山地域精神衛生業務連絡会」（※地域内の関係機関・施設の職員間や多職種が連携する業務連絡会にとどまらず、対応困難ケースの検討を通して相互理解を深め合った会）と共に、大きな推進力となったのである。こうして私たちの研究会は、地域において精神衛生活動を進めていく際の支柱となり、立ち上げられた新たな場の位置づけ・機能・役割を検討しながら、経験を積み重ねていった。


一九七〇年代の後半には、保健所に対する地域住民からの対応要請はますます高まり、支援困難なケースが持ち込まれてくることが多くなってきたため、その他の保健師業務との調整も含めて、保健師の精神衛生的なアプローチに対するバックアップ体制づくりの課題が表面化したように思う。また、精神科病院、福祉事務所、作業所など、精神衛生の関連施設に働く人々との協働体制をより緊密なものにしていく方向をめざし、保健師には〝つなぎ手〟としての役割が求められてきた。

しかし一方では、保健師が地区活動を進めるには地域住民や関連施設の人々と顔なじみになっていることが大切であるにもかかわらず、それへの配慮がなされないまま、東京都職員としての保健所保健師の勤務異動が頻繁に行われていた時期でもあった。そのため、いっそうのこと、保健師が地域ケアの一貫性や継続性を保障できるように支えていく役割が求められた。そのような働きを地域ケアの直接的な担い手に対する〝支援システム〟の一環として位置づけ、筆者自身が担っていくことになったのである。

【初出】
小平地域における保健師の精神衛生活動の記録「序」、七〜一一頁、小平精神衛生看護研究会編著、看護事例検討会（東京都精神医学総合研究所医療看護研究室内）発行、一九八二年

地域ケア展開におけるスーパービジョン・コンサルテーションの必要性

筆者は、精神障害によってもたらされる社会関係の貧困化や、人と人とのつながりの喪失状況に注目するとともに、病者が〝人とのつながりを立て直して行く過程〟を重視している。すなわち安心感をはぐくむケアを通して病者が新しい対人関係を経験し、直面している自立・成長の課題に取り組めるように動機づけていく。そして病者が保有する（あるいはその可能性のある）対人ネットワークを活用できるように共に動き、地域で生活する力量を高めていくことをめざしている。

① 相談にきた人を支え、動きをつくる

相談にきた人の力を認め、具体的な困りごとの解決に向けて行動を共にし、支える。この局面では「相談が

求められてきた最初の接触の時点での相談技術」が問われる。

② 当事者へのアプローチと関係づくり

生活の場に出向いて当事者と直接会うことで、その人のより積極的な側面を見いだして、力を発揮しやすい環境や条件を整える。周囲の人を交えた合同ミーティングを開催し、その表現を支える。この局面では「家庭訪問が必要とされた時点での参与技術」が問われる。

③ 支援システム確立に向けた社会資源の活用と掘り起こし

ケアの担い手との個別的関係を軸に、地域内社会資源の活用を動機づけ、関係機関スタッフ、自助グループ、ボランティア等との協働関係を生みだし、支え手の輪を二重・三重に組み立てる。この局面では「継続的ケア・集中的ケアを軸とした社会的支援ネットワークづくりと掘り起こし」が問われる。

以上、①～③の局面を効果的に展開する上での必須要件として、スーパービジョン・コンサルテーションがある。なお、ここでいうスーパービジョン・コンサルテーションとは、直接的なケアの担い手(あるいはキーパーソン)が力量を発揮するための「助言」「方向づけ」を行うことである。すなわち、スーパービジョン・コンサルテーションは、直接的なケアの担い手が当事者の力量を異なった角度から見直してみることで、自分が担っていることを振り返り、本人とケアの担い手との間で当面の共通する課題を確認し、具体的な働きかけを動機づけられていく援助である。

こうして、地域ケアを効果的に展開するための方法として直接的なケアの担い手への助言と方向づけを行う精神保健スーパービジョン・コンサルテーションのあり方を示し、その必要性を明らかにすることができた。

なお、地域ケアの最前線の担い手として、病者の近くにいて世話をし、その相談相手となっている家族や友人・知人などは従来から〝キーパーソン〟と呼ばれてきたが、このキーパーソンには、場合によって学校の教師、警察官、福祉事務所のケースワーカー、地域の保健師なども含まれる。

地域ケアの展開にあたっては、そうした直接的なケアの担い手が困難に直面させられたときに、支え、方向づける人の存在が必須となる。家族をはじめ、地区担当保健師、福祉事務所ケースワーカー、学校教師、女性相談員など「直接的なケアの担い手」が直面させられた困難を乗り切るため、筆者自身に要請された役割は、精神保健スーパービジョン・コンサルテーションの担い手としての働き（機能）と位置づけられる。

精神保健スーパービジョン・コンサルテーションを担う精神保健の専門家、すなわち、精神保健のスーパーバイザー・コンサルタントの教育訓練分野は未開拓であり、今後の課題である。

【初出】
地域ケアの展開と支援システム、精神医学、三〇（六）：六七九〜六九二頁、一九八八年

精神保健看護スーパービジョン・コンサルテーションの方向性と機能

地域における精神保健看護スーパービジョン・コンサルテーションは、いわゆる〝問題〟とされている人の行動を異なった視点からとらえ直し、援助を必要としている人の自己対処能力がより発揮される環境づくりに重点をおいて進められる。すなわち、地域ケアの直接の担い手が日常的に対人保健サービスを提供するなかで蓄積してきている経験を生かし、援助を必要としている人に対応できるように方向づける。なおそのときには

〝問題とされている人〟の精神症状を特定していく方向にではなく、その人を中心とするサポートシステムを補強していく方向がめざされる。

筆者によるスーパービジョン・コンサルテーションによって〝転換点〟が生みだされたと考えられる場合のケアの方向性は、次の三つに集約される。

○母子ケア、老人ケアなどとして取り組む方向への転換
○青年期の自立・成長課題として取り組む方向への転換
○社会資源の主体的な活用の動機づけとソーシャルサポートネットワーク形成の方向への転換

なお、上記のような転換によって生みだされた〝ケアの方向性〟は、問題状況におかれている本人・家族・第三者それぞれの立場の人の〝積極的な側面〟を見いだし、それが発揮されることに最大の関心を寄せ、働きかけていくなかで得られるものである。

精神保健看護スーパービジョン・コンサルテーションにおいては、このようなケアの方向性の転換点を生みだしていく働き（機能）が重視される。以下、コンサルタント（スーパービジョン・コンサルテーションの担い手）が、コンサルティ（スーパービジョン・コンサルテーションの受け手）を支えるなかで〝ケアの方向性の転換〟が生みだされていくときの技術的要素とも言うべきものを、次に示す5つの機能に要約する。

場の力学（磁場）を変える

地域ケアの場合は、病院内ケアとは異なり「場と対象」に拡がりがあるため、コンサルタントが「その場に居合わせて動きをつくること」によってコンサルティを支え、ケアの質を高めている。

場は、その人の生活の根拠地であったり、生活の一部分を過ごす働く場であったり、人々と交流するときの

場であったりする。そうした場は、空間と時間と人の要素を含んで、その場に特有の雰囲気や文化を育くんでいる。いつも過ごしている場においては、その人らしい動きが生みだされやすく、その人が抱えている問題や大事にしていることがらが反映されやすい。コンサルタントはこうした場の浮力ともいうべきダイナミズムを使って、それぞれの人の心の動きや、人との関係を目に見えやすくしていくことができる。

「場の転換によって、それまでの視点を変えること」は、地域ケアを展開するための重要な介入として位置づけられる。周囲から〝問題視〟されている言動も、その人の持っている積極的な自己対処能力としてとらえ直すことで、直接的なケアの担い手の不安は軽減され、新たなかかわりを動機づけられる。そして持ち込まれた〝問題行動〟についても「精神の病気かどうか」を判定していく方向にではなく「その行動が問題視されない環境づくり」の方向に取り組むことができるようになる。例えば〝問題行動〟が生じている場から、その人が保健所の来所相談に出向くという行動をとることによって、場の転換が生み出される。それは〝問題行動〟を起こしている人に対する周囲からの関心の向け方自体を変える機会となって、互いの〝それまでのとらわれやこだわり〟を解いていくことにつながる。

また、家庭訪問し、その人の暮らしの場に出向くことによって、生活者としての自己発揮を動機づけていくことができる。日常生活の場においては、病的な側面よりも、より健康的な側面を見いだしやすい。一方で、暮らしの場における互いの反応は、その場に通用している習慣やルールからの影響を無自覚に受けることにもなる。したがって、保健師との同行訪問を行うことで、コンサルタントは共通の場での時間の流れを共有し、具体的な行動を共にすることができる。

当事者、家族、保健師、ケースワーカー、嘱託医など、二者関係から三者あるいは四者関係へと関係を多角的にしていくことで、互いの間に生じている感情や思考が顕在化されやすくなる。それによって、次のかかわりの手がかりも見いだしやすい。例えば、入院によって〝保護的な居場所の確保〟を行って、葛藤の強い家族関係から一定の距離を置くというように〝場の力学〟が変わることで、当事者は自分自身を見直す機会を得て、家族以外の新しい人との交流を持つ機会としても、それを生かすことができる。家族もまた、時間の猶予を得て、互いの関係を見直す気持ちのゆとりをもつことができる。

このようにして、コンサルタントは〝場の転換〟を図ることによって、硬直化した状況に〝ゆらぎ〟をもたらすことができる。そこから、次のかかわりに向けての新たな動きが生みだされ、相互成長をもたらす。

手だてを示して動きをつくる

コンサルティが〝行きづまり〟や〝つまずき〟に直面したときに、それを打開する動きとして有効なことは「メッセージや配慮を目に見える形にして届けること」であり、すなわち「手だてを示されること」である。当事者から拒否や不信などの負の感情を向けられている状況にあるコンサルティは、具体的なケア提供の手段、すなわち〝手だて〟を提示されることによって安定感を高めて、その結果、相手を脅かさずに、近づくことができるようになる。例えば「居心地のよさを生みだす生活ケアを提供する手だて」を提示することは、そこに居合わせている人の、それぞれの自己対処能力の発揮を動機づける。ときにはコンサルタント自身が直接的なケア提供者としての役割を担うことによって、その場に居合わせているコンサルティに対して「ケアモデルの提示」をすることができる。

コンサルタントは、コンサルティが察知している懸念が「何から由来しているのか」を明らかにすることによって、必要な手だてを見いだしていく手がかりを得る。こうした過程を通して、コンサルティの不安は軽減され、その後のかかわりを、当事者にそって展開することができる。

気づきを深める

コンサルタントは、コンサルティが〝異和感〟〝不全感〟〝気がかり〟などをもったときに、コンサルティがそれらのことに伴って生じる感情を見すごすことなく立ち止まり、また、それらが「何から由来しているのか」をたどっていくことができるように支えることによって、多くの気づきをコンサルティにもたらす。

コンサルティが、自分の予測や期待とは異なる相手の反応に直面したときには、コンサルタントはそこで立ちどまり、それ以前にさかのぼって予測や期待の根拠をはっきりさせられるように支える。それによってコンサルティは自分自身の〝人との関係の持ち方〟に改めて気づき、次へのかかわりに向けて、自分を立て直していくことができる。

コンサルタントは、コンサルティがそれまでの「自分の見方や判断をくつがえされたとき」をコンサルティ自身の働きかけの失敗として受けとめるのではなく、むしろ積極的な学習の機会として生かせるよう支える。それによって互いの〝気づき〟を深めていくことができる。コンサルタント自身も、自らの行為を動機づけていることがらを明らかにし、その場に生じているダイナミズムを浮き彫りにすることによって、コンサルティとともに自己提供・自己活用の力を高めることができる。

持ちこたえる力を高める

地域ケアにおける支えの重点は、コンサルティが相手のペースに添いつつ、そこで見聞きできたことを溜め込んで、次の方向性を見いだすまで持ちこたえていくように支えることにある。その過程において、コンサルティは、相手の変化のきざしを認めることができ、またケアの方向性の転換が生みだされるタイミングを見いだすことができる。コンサルティが、直面している現実を回避することなく〝持ちこたえていくこと〟、すなわち相手の主体的な動きを待つことのできる力を保ち続けられるように支える。そうしたときはじめて、コンサルタントからの、いま一つの見方の提示が、ケアの方向性の転換を生みだす介入として生かされていく。

コンサルティもまた、相手の示す変化を「好ましい変化」として認め合えたときに励まされ、持ちこたえの力を高めている。コンサルタントから「小刻みな目標設定」を示されることにより、コンサルティは「かかわりのなかの手ごたえ」を得やすくなり、持ちこたえの力が増すことにもなる。また、そのような支えを得ることによって、コンサルティは相手に変化を求め過ぎて負担を強めることなく見守ることができる。さらにコンサルタントからの助言によって「当面の課題をはっきりさせること」ができ、相手の成長の課題や段階が、確かめやすくなる。

人と場をつなぐ

コンサルタントは、緊張・対立状況にある立場の違う人々の表現を支え、相互学習と相互支援を高める場として「家族合同ミーティング」あるいは「スタッフ合同ミーティング」の〝場づくり〟に重点を置く一方で、保健医療福祉領域のさまざまなスタッフのタイミングのよい「出番づくり」を担う。それは当事者の主体的な選びをバックアップする働きともなる。そうした働きで「立場の違いを生かす新しいチームの組み方」を学び合い、地域ケアネットワークがより活性化されていく。

地域ケアにおいては、さまざまな形で〝人〟と〝場〟のつながりをつくり、それを広げ、ケアの継続性を保障していくことに重点が置かれる。コンサルタントは、〝場〟の可能性が最大限に生かされていくために、その「雰囲気づくり」とも言うべき役割を担いながら、そこに集う一人ひとりにとっての自己発揮に適した条件を共に創りだしていく。それぞれの人にとっての「安心できる場」「くつろげる場」「とがめだてされない場」「自分らしくふるまえる場」「自分が待たれている場」「他の人から信頼され役に立つ場」など、さまざまな〝場〟の使われ方を可能にしていく。それはまた、それぞれの人にとっての〝参加と選択の機会〟を保障し、地域全体の支えの力量を高めていくことにつながる。

【初出】
精神保健活動におけるコンサルテーションに関する研究—地域ケア展開のための方法論（学位論文：東京大学）、第四章「考察」、七三〜八四頁、一九九七年

人と場をつなぐケア

病む人との出会いと発見

二十代の私が、こころ病む人の療養する場に加わっていたのは、およそ二十五年あまり前のことであった。当時、病む人への伝統的な処遇を省みようとする動きが、かすかにではあったが起こりはじめていた。だが、それは旧い体質に抗しきれないままに退けられ、葛藤と混乱が続いていた。

三年間の下町の保健師生活の後に足を踏み入れた精神科病棟は、私にはあまりに時間と人の流れの停滞している場に映った。病む人の前に立つごとに、私は「この人が、なぜ、ここに、かくも長くとどめおかれているのか」との疑念が沸いてくるのをおさえられなかった。なすすべをもてないままに、ひたすら病む人の傍らに過ごした。

閉ざされたなかでもなお、病む人はそこで生き抜いていた。一人ひとりのかつての暮らしぶりや、その人となりをほうふつとさせる姿があった。それは私に、いま一度、その人を描き直すことを迫った。この発見は、私を臨床に根づかせてくれた。眠りにつく前、病棟を巡回していた私に、Kさんは「夢のなかでは、病気じゃないんだ」と日中の気むずかしい顔を初めてくずす。長い夜を過ごして朝を迎えた時、深夜勤務の私は、病む人にとって最初に会う人であった。真冬の朝の暗いうちに、起き抜けに必ずナースステーションに姿を見せるMさんは、黙々と立ち働く。たっぷりと水の汲まれたバケツのなかで雑巾を揉みだす。そのかいがいしさは、農家育ちの働き者のMさんを思わせる。私は朝茶を手にする行為をふと引きだされ、Mさんとたしなむときを過ごせた。

そのようにして私は、毎日のさまざまな時間帯のなかで、言葉にはならない病む人の世界に束の間ふれあうことができた。生活者としての片鱗を見せられるたびごとに、その一人ひとりが、暮らしの場からどのようにして病院に移されてきたのかを思い描き「なぜ、ここに」との問いの前でゆさぶられ続けた。未熟な私などが担うには、あまりにも重い、病む人との出会いの体験をずっしりと抱えこんだ。

だが、私がそこで精一杯に試みたことどもは、医療者として「よかれ」と願っている方向に病む人の変化を求める働きかけの限界を、危険なほどはらんでいた。それは、病む人が再び自分の暮らしを取りもどしていくことを支える大きな流れへと結びついていくことにはならなかった。それに向けてのあまりにも長い時間を、いまだに私たちは必要としている。思えば、この三十年近くの間、私は実践の場を、保健所と病院とを交互に、三度にわたって往き来した。病院内での処遇の改善から、暮らしの場で支えるケアの充実へ、さらにまたその両者を貫くセルフヘルプ・グループ活動の支援へと、私を動機づけていったのは、この双方の場において展開される、病む人とケアの担い手との関係のありようの違いを、つぶさに見聞きしたからでもある。そのことは病院の外に出ていくための手がかりとしてのナイトホスピタルの試みや、暮らしの場に踏みとどまる足場としてのデイケアの立ち上げに取り組む力を私に与えてもくれた。

本書は、このようにして病む人との出会いと発見、そして行きづまりと挫折の繰り返しのなかで、人が人にかかわるときに紡ぎだされる〝こころの糸〟をたぐろうとしたものである。それは、私が病む人からのたぐいまれな〝メッセージならぬメッセージ〟を受け、ゆらぎ立ちすくんだ時々に、見すごしてしまうようであって実は確かに相手との間に交わされている〝手ごたえ〟としか、言い表わしようのないものである。

それはまた、私を病む人へとかかわらせていく力を生み、かつ、たえずそこに立ち戻れる起点として、私のなかに培われてきている人と人とのきずなとでも言えようか。まさに〝医療のワク組み〟を越えつもどりつ、そこにそうして生きようとしている人に添うしかないと踏みとどまる〝杖〟ともなっている。好むと好まざるとにかかわらず、私自身がそこに引き出させられていっている。

病む人が示しつづけている、かすかなサインに応えようとして、私は持てる手だてを尽くしていく。だが、その試みは、ともすれば病む人が逃れようとしている〝医療の側の土俵〟に引き入れていくものとして相手の目には映っている。そのまなざしに射られて、医療者としての構えが、もろくも突きくずされていく。それを立て直していく過程は、まさに、私自身の価値・信条を問うものとなっていくのである。こうして、再び相手から示されてくる何かしらを感知しようとして、私はたえずのかかわりを動機づけられていく。

病みながら生きようとする人へのこのようなまなざしの注ぎ方と、それに呼応する共の動きを私は〝ケア〟と名づけ、人が人を人垣で支える営みを、かけがえのないものとして育んでいこうと思う。そして、病む人がさまざまに登場することができて、自らの現実に立ち向かう試みを支えられる、そんな〝場〟を、それぞれにとって必要な時に選びとることができるような、ケアのネットワークづくりをめざしたい。〝場〟は、特定の人の意向に支配されるものでは決してない。そこに集う人たちによって生かされていく、多様で柔軟に使える場が提供されなくてはならない。地域のなかにさまざまな形で点在する憩う場、交流を育む場、役割を分かち合える場、そして必要な時にいつでも手近に得られる相談の場が用意されていなければならない。このような〝人〟と〝場〟のつながりが、病む人を中心として、その支え手たちによって二重三重に編まれていく過程を私はケアの営みの真髄として主張したい。

本書の構成について述べるならば、

第1章は、私が病む人と向き合うなかで交わし合えていると思えていたことを、より確かなものとして実感できた場面を切りとって記した。病む側の目でとらえ返されていく〝転換点〟として、あえて自分に引きつけ追体験したものである。

第2章は、病む人とのかかわりのなかで、私のなかに生じてくる思いに焦点をあてて「その時その場でこれだけは大事にしたい」との思いを募らせていった過程を振り返って記した。相手からの一人の人としてのメッセージを受けた手ごたえに依拠して、次のかかわりへと展開していく手だてを見いだせた時を表現したものである。

第3章は、そうした関係の成り立ちにおいて、病む人がこころの底にひそめていた内なる世界を垣間見せてくれた時をとりあげた。そこに私が居合わせ、その世界を分け合おうとした過程で私が目指したことと、選びとった行為とが、病む人にとってどのような意味合いをもつものかを検討したものである。

第4章は、家族など、病む人を直接傍らで支える人たちが織りなしている生活文化ともいうべきもののなかで、互いに影響し合いながら、一人ひとりが、ある方向をめざして動きをとりはじめた時をとらえた。それに至るまでに互いがこだわり、とらわれていたことがあって、そこから解き放たれていく過程を〝相互の自立と成長〟の歩みとして、たどってみようとしたものである。

第5章と第6章では、ケアの提供の場とそのしくみについて検討を加えた。看護職にある者たちとの協働に向けてのメッセージとして、受けとっていただければ幸いである。とくに第5章では、病院という特定された場で展開されている対人状況に焦点をあてて、個別的なケアの始まりを、チームの支えによって確かなものにしていく過程を明らかにした。第6章では、病む人の地域での生活の継続を支えるための場と人のつながりに注目し、地域内支援のあり方について考察を加えた。とくに、第三者である専門機関に相談がもち込まれた時点を、支援システムが弱体化あるいは破綻している時としてとらえ、地域ケアの展開に必要な援助技術を明らかにした。また、地域ケアの主軸として、患者会、家族会などのセルフヘルプ・グループ活動への支援のあり方にも触れた。病む人が生活者として復権することをめざし、共に生きる地域社会づくりに向けた社会全体の試みは、まだ、始まったばかりである。これからの私たちの重要な課題として提起した。

本書の〈目次〉　『人と場をつなぐケア――こころ病みつつ生きることへ』

暮らしの場で支えるケアと家庭訪問

家庭訪問の場における力関係と関心の向けどころ

対人関係の広がりとケアネットワーク

関係者間のチームワークが鍵となったAさんの生活の立て直しの過程から

保健師との信頼関係を高め自己発揮の場を広げていったDさんへの働きかけから

地域生活の継続を支える〈場〉の開発とその活用のしかた

補遺／キーワード集

【初出】

人と場をつなぐケア―こころ病みつつ生きることへ〔はじめに〕〔目次〕、iii～xiii頁、医学書院、一九八八年

病む世界がひらかれるとき

病む人と向き合うなかで交わし合えていること――ケアをすすめていく手がかり

病む人とのかかわりのなかで、時として私は、その人を語り尽くすような言葉が紡ぎだされてくるところに居合わせる。生きとし生きる者として、こころとこころの琴線をゆるがすその瞬間、互いをわかり合えたかに錯覚するほどである。

病む人の傍らにあって、その〝つぶやき〟にふれたときも、また真正面から問いを投げかけられたときも、「人はかくまでも…」としか言いようのない世界に、病む人は私を魅き入れる。そこには、息をのむ、ハタと目を見合わせる、歩みを止めるなどといった表情・しぐさがある。ただ幾たびも、うなずき返すだけで十分なときもあれば、ひたすら息をひそめて時間の流れを待つ以外ないときもある。こうして、〝その時その場〟の相手の動きが、私自身の動きを生みだしていく。互いの間で交わし合えていることが浮き彫りにされ、やがてさまざまな形で確かめ合われていく。

だがしかし、これらは、決して順序だてられて生じてくることはない。向けられてくる言葉も、それに伴われるしぐさも、しばしば私の意表を突く。それはときに、病みつつ生きようとしているその人の示すサインに気づくことのできない私への、いらだちとなって向けられてくる。あるいはまた、そこにそうして長くとどめられていることへの〝異議申し立て〟として、身近にいる者に迫ってくる。はたまた、私や周囲の者たちから向けられるまなざしや思い入れをくつがえし、生半可な予測や期待を容赦なくはねのける。

このような〝人が人を支える〟というケアの営みのなかで、私自身たじろぎ、ゆさぶられながらも、なお、その時その場に踏みとどまろうとして、互いの接点となり得ることを探りつづけてきている。直面する現実を回避することなく、病む人の傍らに居合せつづける力を、この身に蓄えようとしてきている。こうして改めて病む人と向き合う自分を振り返ろうとすると、そこにはさまざまな場面が新たな意味を帯びて想起されてくる。相手と動きを共にすることができたとき、あるいは、相手の意向にそおうとしてそえないままに終わったときなど、その時々の人と交わし合っていたことが、私のなかで渦巻き、そしてせり上がってくる。

そのことどもを、あえて今、書き記そうとすると、病む人から発せられてきた言葉や、しぐさ、振る舞いに立ち止まらされたときのことが、そして、そのとき私自身のなかに生じていた戸惑い、ためらいの気持ちが、さらには、それを立て直そうとしてやみくもになっている場面が想起されてくる。あるときは相手が表出してくる感情に共ぶれしながら、その一方で、わが身に備わるだけの想像力をかき立てて、その瞬間に見聞きしたことから相手の〝人となり〟を描き直そうとしている。相手が垣間見せた〝持ちこたえている力〟を感知することによって「今一度その力を発揮してほしい」と、その人が潜めているであろう、より健康な力に依拠してかかわっていこうとしている。その過程は、まさに互いが互いを引き立て、自分を取りもどそうとする瞬間の動きを重ね合わせて、互いに意味づけられていくものでもある。

これまでにも、私は、このような状況のなかに幾度も放りこまれては、そこで〃互いが立て直し合っていく場面〃に遭遇してきている。それは、突然の〈電話〉での確かめという形で、または〈手紙〉や時候の挨拶にことよせる形で、私が看過ごしてきたことがらや、ありきたりな予測をこえて、鮮やかに映しだされてくる。あるいはまた、〈訪問〉での、顔を突き合わせた差し向かいの形で、直接その時その場で私の関心のありかを問うてもくる。

〈電話〉のなかの言葉

〃時〃を選ばずに飛びこんでくる電話のなかの言葉は、しばしば私の意表を突き、たじろがせる力をもっている。おそらくそれは、相手にとってのリアリティが最も強まっている〃時〃が、選ばれているからにちがいない。そうした〃時〃の重さの落差のなかで、受け手としての私に送られてくる言葉だけに、その底に流れる思いを伝えるに足る響きをもつ。

だから、私はたいていのとき、相手との間にゆるやかな時間が流れはじめるのを待つ。一呼吸あって一方の言葉がもう一方の言葉を生みだし、やがてそれらが交わされはじめることを期待して…。

「狂わせてください」

寒い季節の早朝は、電話のベルがいつもより無情に響いて、私を眠りから引きずりだす。覚めきらない耳に第一声が飛びこんでくる。「もういいんです。狂わせてください」自分で自分に言いきかせるかのようなその口調に、居ずまいを正して受話器を持ちかえる。いつもは、メルヘンの世界から飛び出してきたようにすら思える、あのきゃしゃなA子さんの声だ。ここ一カ月余りの間、A子さんの振る舞いやしぐさの奇妙さが目立ちはじめていた。

寮に住む友人たちに支えられて、日々の暮らしと通学とを持ちこたえてきていたA子さんが想い起こされてくる。今、伝えられてきたその途切れ途切れの言葉に、A子さんのいつもの姿を重ね合わせる。…周囲からの手助けを得てなお、否、それを得ることさえも、すでにA子さんには重荷であったにちがいない。…思えば、詩をノートに記しつづけ、声をあげて私に読んで聞かせてくれていたA子さんは、二十歳という年齢よりも、ずっと若やいでファンタジックな世界に浸りきっていたかに見えた。だがあれは、A子さんが精一杯に自分を保とうとする一連の試みであったのだ。現実に踏みとどまろうとして、A子さんなりにさまざまに取り組んでいたであろう数々のことが一気に浮上し、想い起こされてくる。狂気のふちに立って、つな渡りのようなここ数日、いや数週間であったに相違ない…。そう思い至ったとき、私のなかで、A子さんにとってのこれまでの日々のことが新たな様相を帯びてたぐり寄せられていた。

A子さんの、いつもとは異なった凛とした声音は、置かれている現実に立ち向かおうとしているA子さんをくっきりと浮かびあがらせた。そのようなぎりぎりの状況のなかでなお、A子さんは自分を表現しても不利にならないであろう〝人〟を選んで、メッセージを送ってきた。現実を自分の目で見ようとしたとき、眼の前にはだかる諸々の壁にA子さんが圧倒されていることを伝えていた。それを受けて、私は自分のそれまでのA子さんとの向きあい方を振り返させられると同時に、A子さんとの新たなかかわりへの仕切り直しを迫られたのである。

この電話を契機に、私は、A子さんがこれまでの生活を維持・継続するために支えとなってきた人たちと、直接に話し合うことを積極的にすすめていった。暮らす場を、一時的に学校の寮から自宅へと移し、支え手が級友から母親へと切りかえられはじめた。A子さんが望む通学の継続に向け、通院先の医師や学校の教師との合同の話し合いでは、それぞれの立場から、A子さんが必要としている支えをはっきりさせることで、担えることと担えないこととが確かめ合われた。この後もしばらくは、A子さんをとりまくさまざまな立場の人々の間で多くの論議が引き起こされた。だが、そのつどA子さんは、学業の継続の是非（教師）、職業選択の切り替え（母親）などの人生設計の大事な判断を早急に進めようとする現実的な圧力から、自由な立場にある私の手助けを求め、うまく使うことができ、通院と通学を持ちこたえていった。やがて、A子さんは、無事に専門学校の卒業を迎えた。私はもちろん、両親や寮友、教師や医師もまた、それぞれの立場から、A子さんが社会参加への〝スタートライン〟に立つまでの過程を見守るなかで、人の成長に関する多くの発見と学びとを与えられたのである。

「寂しい」

陽ざしの薄れていく夕暮れどきの電話は、とりわけ、その人の暮らしぶりを想わせる。「食べる物がないんです」…「イエ、冷蔵庫のなかにはいろいろあるんです」…「精神的に食べる物がないんです」。寒い季節に向かうなか、自立に向けて独り住まいを始めたばかりのB子さんからだ。そうだったのか。B子さんの言葉の確かさと、その間合いの見事さは、私を十分納得させる力をもっていた。ほっと安堵の胸をなでおろし、一瞬募らせられた不安と緊張を解きほぐされていくなかで、私には、アパートの一室で長い宵を過ごしかねているB子さんの姿が想い起こされてきた。やがてB子さんは声を落として「寂しい」とつぶやいた。

B子さんは三十代に入ったばかりで、退院後、田舎の自宅には帰らない生活を選んで、家族からの仕送りを得ながら事務の手伝いをしはじめた。日頃のB子さんは、周囲の誰に対しても、決して弱音を吐こうとはしなかった。弱い自分を見せまいと構えて、突っ張りつづける姿に痛々しさがあった。このときの電話での冒頭の口調は、やはり孤高を保ってゆずろうとはしない、いつものB子さんを想わせた。人と近づくことで自尊心を傷つけられることを最も恐れ、人に脅かされやすい印象が強かったB子さんが、いま逆に、自分から、自分の気持ちを言葉にして伝えてきていた。そこには、話す相手を乞うているB子さんがあった。その表現の妙に、感動すら覚えた私は、電話のなかのB子さんと向き合えた。いつものかたくなさが崩れ落ちて、その底にあるもろさのようなものを伝えてきていた。そのB子さんが、自分のなかに生じた気持ちにそって「電話をかける」という具体的な行動を起こしてきているのだ。B子さんの、この〝人を乞う力〟に応えたいという気持ちが、私の胸の底にも湧き起こっていた。

その数日後、私の前に現われたB子さんは、もう、いつもの自分を取り戻したかのように毅然としていた。私の方からは、電話のことには触れられそうにもないふうであった。しかし私には、B子さんが一見とりつくしまのない、いつもの保ちようを示してはいても、B子さんのその日の動きが新鮮に映っていた。あの電話のとき、互いの間に流れたものが、これからを一緒に取り組んでいけそうな手ごたえとして、確かめ合えた気がしてならなかった。

やがてB子さんは、私のところへ定期的に出向いてくる日以外は、居住地区で催されている生花や料理など、自分の得意とする趣味の会に一市民として加わりはじめた。

このようにして〈電話〉は、さまざまな季節の、さまざまな生活時間帯に選び取られて人が人に呼びかけ、貴重な出会いを生みだしている。それぞれの人の暮らしぶりと、その折々の心のうちを通わせてもいる。受け手の私にとっては、送り手の生活実感に裏打ちされた言葉が、つくろわれることなく伝えられてくるときにも思える。それぞれの人の、いま在るところのものに私の関心が魅き入れられ、その人を描き直していく力が働いて言葉を選び取り、交わし合っていくことができる。こうした電話による呼びかけは、受け手への意外性を伴うからこそ新たな発見があり、それがまた次の呼びかけをもたらしもするのだと思う。おそらくは対面しているときとは異なって、一定の距離感が、その人なりの表現を生みだすのに好適なのであろう。

だから、私は、電話のなかの言葉を、その時その場のその相手が、人とのつながりを求めて語りかけてきた〝証し〟として、大事にしたいと思う。相談電話の受話器をとるときに、私にはいつも、ある種の「おそれの気持ち」と、何かしらの「発見へのときめき」とが生じる。電話には、流れる〝時〟を共にしながら、肉声によるメッセージを取り交わし合える力がある。

だが、たった一本の電話線を通してのみつながっていることの心もとなさは、しばしば伝えられてくることがらをその重みでたわめたり、ゆがめたりしかねない。そこで、ある時には、受け手自身のなかでその言葉を保留し、温める時間が必要となる。そうした時を持ちこたえて、ひとたび起こされた呼びかけの行為を、次の確かな動きへとつないでいく力を私は持ちたい。

ただただ相手の言葉によって引き寄せられていく世界に、添いつづけるしかない時がしばしばである。私自身の思いこみ、相手への期待や予測がもろくも突きくずされ、そこでそうして、耳を受話器に当てつづけて、黙ってうなずいているしかないときがある。しかし、やがて時間の経過を味方にして、互いに立て直していくきっかけを見いだせるやもしれない。その相手を、それまでとは異なる新たな角度から、小刻みに描き返していく試みが、もうすでに、自分のなかで始められているのかもしれない。

受話器から流れる音楽

「いいレコードが見つかったんだよ。すごくいいんだから聞いてよ。曲が終わったらそのまま受話器をおいていいからね」。いつかの夏の終わりに〝樹海から抜け出てきた〟と、遠距離電話で無事を伝えてきてくれたことのあるC君からだった。夜半の電話だけに、そのやわらかな声音に、私はひそやかに安堵の息をつく。そのまま、受話器に流れてくるやさしい音色に耳を傾けつづける。いつものC君は、会うと真っ向から「苦しい」「孤独だ」と言いきって黙り込む。そのC君と、受話器を通して半時ほど、互いに気づまりなく過ごすことができる時間となった。

C君は、幾度かの〝死へのいざない〟をくぐり抜けてきていた。それを知っているだけに、好きな曲に耳を傾けることを通して人と気持ちを通わせ合おうとするC君のその試みさえもが、私には重く響いてくる。生きる方向へとひたすら自分を向けようとする一連の試みの一つにちがいない。そんなときに、ぴったりした言葉など持ちあわせていようはずがない。そのときの私には、そこにそのままそうしてメロディと共に流れていく時間を分かち合っているのが精一杯であった。そして、C君が曲に託してくるメッセージに応えられるものならばと、そのための糸口を見いだそうとして、全身を受話器に当てがいつづけていた。

その後のC君からの手紙には、自分の好きな曲を録音したカセットテープが、必ずといってよいほど添えて届けられてきた。気分の落ち込みの激しいC君が、その時々に、自分で自分の気持ちを引き立てようと試みていることの幾つかが、だんだんと私に伝わってくるようになった。C君は、好きな詩や音楽を介し、いっときでも充実した時間を過ごして、生きようとする努力を重ねた。そのための手助けを、C君は私に電話を通して求めた。また、好きな本の読書後の感想を手紙で書き送ってきた。やがてその手紙には、C君自身をこころの内からゆさぶっている孤独感が、直接、C君の言葉で表現されてくるようになっていった。

鎮魂の詩

暑いさなかの夜半の電話は、産科の病室から抜け出してきたDさんからだった。今にも消え入りそうな声は、抑揚がなく、ほとんど聞きとれない。出産直後に喪ったわが子への鎮魂の詩でもあろうか。私の方から何かを問い返そうものなら、もうそこでDさんとのつながりが断ちきられ、向こうの世界へと逝ってしまいかねない危うさがあった。

そんな心もとなさのなかで、耳を受話器に強く押しあてたまま、私は身じろぎ一つできそうにない。「窓の外に吸い寄せられていきそう。あの子を一人でいかせてしまってはかわいそう。母親として何もしてあげられなかった。今なら追いつける…」。言葉にならない声、声にもならない息づかいに、間合いをとってうなずき返しながら、Dさんが、いま在る現実を取りもどしていく瞬間を待って持ちこたえている。受話器を握りつづける手が祈りの形にも似て、いまその人が私に、自らの意思で呼びかけてきている力を、そしてそれに応えている私が、ここにこうしてDさんと話しているということを、ひたすらに伝え続けるしかなかった。

誕生してきた新しい命を喪ってしまった自分をDさんは責める。この数カ月の自分の過ごし方を厳しく振り返って、それを言葉にしようとしかけては、できないでいた。母親としての後ろめたさを募らせていた。身内とも相対せないまま、Dさんは、そのこころの痛手を自分だけで抱え込もうとしていた。家に残してきているいま一人の子の母親として、Dさんは必死に自分を立て直そうともしていた。

せっぱつまった状況のなかでもなお、Dさんは、引きずり込まれていく世界から、抜け出そうとしていた。

呪文を唱えるように、定かではない言葉をつぶやきつづけているDさんから、生きようとする意思が受話器を通してひしひしと伝わってきた。

しばらくの時が過ぎた。やがてDさんは、受け手である私からの言葉の端々を聞きとれるようになっていった。その時になってようやく、私の方からDさんに語りかけ、次のような提案をすることができた。Dさんがそこで声をだして、呼びとめられるところに人の姿が見えたら、その人に電話口にでてもらうようにと勧めることができた。三時間近くの時がすでに経過していた。このようにして、Dさんは、いまそこで自分の周囲にいる人に目を向け、その人に呼びかけ、具体的な手助けを得ることができた。

〈手紙〉に託されてくる気持ち

いま一つ、私が病む人との間でこころを交わし合えた手ごたえを感じさせられているものに〈手紙〉がある。特定の人に宛てて、したためられた一文は、書き手の心ばえを、その折々のたたずまいと共に彷彿とさせる。また、その背景ともなっているその人の暮らしぶりを想わせる。病む人が折にふれ、書きとどめ、送り届けてくる手紙は、その人への私の関心を新たに呼びさます。

手紙は、幾度にもわたって読み返されることによって、人を人につなぎとめおかずにはおかない。また、読み手の私を容易に書き手へと変えていく力を持つ。その人の過ごし方に懸念を募らせているさなかに送り手となるとき、私はたいてい、その相手の無事の確かめを時節の挨拶に託す。この〝時〟を選び抜いて送り届けるメッセージは受けとめられやすい。時には、受け手が安心して開けるようにと願って、好きな音楽や詩や絵画などの話題にこと寄せて、送り届けもする。

このように、送り送られる手紙には、その時々の互いの間の距離と時間とを伸縮させる力がある。それは、互いの関係の〝自在鉤〟としての働きとでも言えようか。届け届けられるときも、読み読まれるときも、互いが互いにそのときを選んでもいる。また幾度も読み返すことも、その場限りで読み捨てることも、目を通さないままに据え置くことも可能である。だからこそ、互いに脅かされることの少ない、しなやかな手だてとしてさまざまに使われているのであろう。

二行だけの絵葉書

E君は、高校一年生の夏、不登校となり、家族からの声かけにも食事や入浴の誘いにも一切応じなくなっていた。思いあぐねた母親から、保健所に相談があった。自室にひきこもりつづけているE君に直接会って話したいと、私は幾度か電話で呼びかけ、直接、訪問も試みた。ようやくにして一度だけ顔を合わせる機会を持つことができた。その折、好きな詩の本を見せてもらえたことが印象深く、そのあと、簡潔な文面の感想を書き送った。そのE君が十日以上も雨戸を閉めきり、自室にひきこもったまま拒食し、生命の危険さえ案じられる状態だと、父親の要請を受けて、母親から伝えられてきた。

関係者は「強制的な入院もやむを得ない」と、その方策に取り組み始めていた。再三の呼びかけにも応じる気配は感じられなかった。案じている旨のメモを、自室のドアから入れた。数日後、予期せぬ一通の絵葉書が保健所気付で私宛に届けられた。そこには「許せ友よ、しばし沈黙」との二行だけが記されており、差出人の名前は付されていなかった。しかし、私はそこに、長髪を目深にたらした、やせぎすのE君を思い描くことができた。そして、生命の危険さえ案じられる緊迫した事態のなかでなお、E君が自分の思いを人に向けてこのような形で届けてくれた力に驚き、胸をなでおろした。

このたった二行に込められたメッセージは、私を不安と懸念から解き放った。私の目を、不登校という規定された集団からの脱落自体を問題にする方向にではなく、十七歳の青年が自らのなかで培い、あらがってきているものへと、向け換えさせる力を持っていた。ひきこもり続けるなかで、周囲の大人たちを見分け、自分の意思を伝える人と時とを選び取っているE君の、こころの内に動いている力に目を見張らせられた。

以来、今日まで、E君は幾度かその生命の安全が懸念されるようなひきこもり状態をつづけ、両親との緊張関係が強まっていった。そのつど、私が周囲の要請にではなく、E君が自ら動きはじめる時を待つ姿勢を保つことができたのは、あの折の一葉に託されたメッセージが私に与えてくれた安堵感に裏打ちされてのことだと思う。E君は、それを一つのきっかけに、頼りにできる人を選び、その人の力を借りても自分が不利に陥らないことを学んだ。家から外に出るきっかけをつかんで、自分の動きをつくっていった。人との交わりを慎重に選び、保健所のデイケアスタッフとして支援に加わったお兄さん的存在の人の力をも活用し、青年期における出立をめぐる課題に直面しようとしはじめていた。

たどたどしい鉛筆書き

ある精神科病院の講演に招かれて、病棟を見学した折に、保護室の隅にうずくまっていたFさんの姿が目にとまった。私はそのまま黙って部屋の前を通り過ぎることができなかった。立ちどまり、かがみ込んでから、柵ごしであったが来訪者としての挨拶をした。案内をしてくれていたその病棟の看護師長の友人であることを伝えた。その看護師長さんと同じ仕事をしている看護師である旨の自己紹介をしながら、呼びかけをした。

それは、黙ってその前を通過しようとした失礼を詫びる意味を込めての挨拶でもあった。が、案に相違してFさんはこちらをうかがいながら、部屋の隅から通路と部屋を仕切る柵に近寄ってきて、私と同じようにしてしゃがんだ。白いきれいな手をしていたが、爪が長く伸びていた。その爪を切るのを手伝いたいとの申し出をすると応じてくれた。その場をすぐには離れることができなくなった。立ち去る前に私は「こうして初対面で話し合えて、せっかくの機会だから」と前置きして、いま、困っていることはどんなことか、私が手助けできそうなことがあったら聞かせてほしい、という意味のことを伝えた。Fさんは、しばらく黙っていた。やがてボソボソと、何かを口にした。「誰も相手にしてくれない。話し下手だから」「いつも自分の部屋の前を通り過ぎてばかりいる」と、病棟職員のことにふれた。私は「病棟の看護師長さんと、そのことはよく話し合ってみる」と約束した。

そのあと予定の列車を一便遅らせ、Fさんの得意なスポーツや、好んでする遊びなどを聞かせてもらえた。人と話すのが苦手という、その困りごとを実際に手助けすることにした。自分の気持ちをメモに書いて渡してみてはどうかなど、幾つかの方法も話した。これから私は帰京しなければならないが、毎日の病棟での生活について、Fさんが話し下手で損したこと、毎日の生活で感じたことなどを手紙に書いて送ってくれたら、私も返事を書くことを提案した。手紙を書くことは、自分の考えをまとめ、人にうまく伝える練習にもなることを話し、手紙の交換を楽しみにしている旨を伝えて、ようやくその場を離れることができた。

後日、忘れかけた頃になって、Fさんからの手紙が、遠くのその地から送り届けられてきた。そのとき案内してくれた看護師長の添え書きが同封されていた。その添え書きに、驚きの気持ちとともに、保護室のFさんから思いがけなく「便箋と鉛筆がほしい」との要求があったこと、書かれてきた文面を読み返し、私宛のものであろうと察しがついたとの説明がされてあった。加えて、あのときFさんが他の人とあのようにして話したことは初めてでもあり、とても印象深く、今度の便箋と鉛筆の購入要求も初めてとのことで、病棟職員共々に驚いていることなどが丁寧にしたためられてあった。

Fさんからのその手紙は、二枚の便箋にうすい鉛筆で書かれたたどたどしい文字がびっしりと詰まっていた。文面から、Fさんがずいぶんと苦心して書いたであろう跡が見いだせた。わかりづらい箇所も多くあったが、伝わってくる確かな手ごたえが感じられた。Fさんが、あの折の私からの提案に応じ、自分の感じ考えていることを書き記してきているのだ。Fさんがあれから半年近くもの間、保護室で過ごしながら、ひたすらに他の人に向けて語りかけようと苦慮しつづけていたであろうことが察せられた。Fさんの人への呼びかけに応える力に感動し、私が勇気づけられた。

病棟見学者の一人でしかなかった私とFさんとが、ごく短時間のうちに応答しはじめたことは、病棟職員の想像をこえたものであった。Fさんは他の患者とのトラブルを起こしやすく、衝動的な暴力行為に走りやすい人として、個室に保護される状態におかれていた。そのFさんの口から直接「他の人が相手にしてくれない。人と話がうまくできない」という悩みが語られたことによって、それまで人を避けているかに受けとめていた病棟の看護師たちにとっては、Fさんを新たな目で見直すことを迫られたといってもよい。Fさんは通路からいちばん遠のいた個室の片隅で、じっと動かずに過ごしていた。その姿からは、自分の部屋の前を通り過ぎて行ってしまう人たちを、Fさんがそのような目で見ていたとは、誰も思い及ぶべくもなかった。しかし、当のFさんは、外から突然やってきて語りかけた人に応じて困りごとへの助力を求めたのだ。それまでのFさんを見知らないその新しい人に向けて、Fさんは人との交わりを求めながらもできない自分を語った。それは病棟職員にとっては、思いもかけないことであった。それだけに、そのあと病棟では、Fさんへの関心が高まっていったであろうことは容易に想像できた。そのようなFさんへのまなざしの注がれ方や職員の動きが、今回のFさんからの〈手紙〉という形となって送り届けられてきたと私には思えた。それを受けて私は、Fさんが、自分なりに人との交わりを求めて、日々試みているであろう姿を想像することができた。

Fさんからの手紙は、その後、何十通も送り届けられてきたが、そのたびごとに文字がしっかりし、主語がはっきりとしてくることに驚かされている。そしてまた、独り語りから、語りかけの語調へ変化しているのがわかった。病棟職員からの手紙にも、Fさんの表現のしかたについての発見が、したためられてあった。これまでFさんが暴力をふるっていた相手は、看護師たちから好かれ、関心が向きやすいタイプの患者であったと気づかされたことも伝えられてきた。今では、Fさんは念願の退院を実現し、両親と自宅に住んで、通院している。その後も数年ごとに私はその病院を訪れているが、そのつどFさんは待ってくれている。直接、仲間の友人や新しいスタッフを紹介し、これからの自分の生活設計を語っている。

その後も、ずっとFさんは、毎年の年賀状で近況を伝えてくる。また、友人であるかつての病棟の看護師長からは、Fさんの近況報告が、病院内のレストランに就労する元気なFさんの写真を添えて届けられてくる。Fさんの歩みを当初その傍らで見守った二人の病院スタッフが、院内機関誌に寄せた一文があり、それが私のもとにも送り届けられてきた。Fさんの確かな成長が、そこにあった。急ぎ、転載を許してほしい旨の連絡をとって、別表のように加えさせていただいたことをお断りしておきたい。

●Fさんが味わった「社会復帰」【G外来担当看護師による『H病院機関誌』への寄稿より】

Fさんは、入院当初は感情不安定、抑制欠如が見られ、保護室を長期使用していた。入院五年後に開放病棟、三年後に退院となり、現在は外来・デイケア通院中である。

Fさんの退院時、病棟看護師から外来担当看護師である私に、入院の経過、問題と考えられる事項（①些細なことで苛立ち、喧嘩になりやすい、②話にまとまりがなく言語表現ができにくい、③服薬と通院の持続性の課題など）について引き継ぎがあった。私は「大変な人だなあ。外来で喧嘩でもしないだろうか」と不安になった。

いよいよ通院一日目、受付でFさんは「担当のG看護師さんおられますか！」と大声で私を呼んだ。半分ドキドキしながら笑顔をつくって挨拶すると「Fです。宜しくお願いします。担当って聞いたもので、挨拶をと思いまして…」とボソボソと言われた。二日、三日と日が経つにつれ、時には大声を出して来院し、玄関のドアを蹴って入って来る。インタビューの待ち時間が長いと言っては大声を出し、そのたびに私は適切なアドバイスができず、とりあえずその場しのぎに、いら立ちを押えるのが精一杯であった。

通院一カ月が過ぎた頃、Fさんは珍しく機嫌のよい表情で受付に来られ「Gさん、三十分、僕と集いをしてください！」といつもの大声で話しかけられた。言葉の内容が理解できず、聞き返すと、話を聞いて欲しいとのことであった。「今すぐは無理なので、少し待っていただけるなら時間を都合しますが宜しいでしょうか」と答えると「はい」と素直な返事で、私の方が少々戸惑った。Fさんはおとなしく待合室の後部座席で静かに待っていた。私は不安な気持ちでFさんの横に腰かけ「何か困ったことでも？」と聞くと「何かデイケアに来るのがきついんよね。電車では若い女の子がうるさくギャーギャー言うし、大声出したくなる。うるさい！バカヤローって、怒鳴りたくなるのを必死で我慢しとるやけんね！家に帰ったら疲れがドサッと出て来るんよ。このつらい気持ちを誰もわかってくれんたい」と、訴えるように言われた。

私は以前、外口先生が「指示的援助より、今できていることを評価し、話をしっかり聞き、わかってあげることが大事」と言われていたことを思い出して「本当ですね。電車のなかではFさんのことを知らない人ばかりだし、そこで同じように時間を過ごすって、きついでしょうね。でも、この一カ月頑張れたじゃないですか。外口先生もデイケアスタッフも私も、Fさんが頑張って来られたことは、わかっているつもりですよ」と言うと、今までにないよい表情で「社会復帰するって大変なんやね」と返答された。Fさんとの話は約十五分間であったが、私にとっては大変貴重なもので、Fさんに好感を持った。その後も、たまに時間を見つけては、五分程度お話を聞かせていただいた。やはり電車がつらいと言い、努力しているようだった。

退院して約一年、一度デイケアでトラブルを起こしたが、外来・デイケアにきちんと通所できたことは、Fさんにとって大きな進歩と評価してよいのではないだろうか。Fさんは担当看護師がいるということを意識し、自己主張ばかりでなく、担当者に意見を求め、自分なりの努力をしている。今年は両親と話し合い、デイケアをめざしているとのこと。無理せず、焦らず援助していきたいと思う。

●Fさんの長い一日【デイケア担当Ｉ作業療法士による『H病院機関誌』への寄稿より】

一月、Fさんの待ちに待った日が来た。東京から外口先生が来られるというのである。そもそもFさんと先生との出会いは、七年前にさかのぼる。病状が悪く保護室にいたFさんに、たまたま来院された先生が話しかけ、言いたいことを言葉にできなかったFさんに、手紙で気持ちを伝えることを教えてくださった。その後、文通という形で遠く離れたお二人のこころの交流が始まったのである。

久し振りの再会ということで、朝から興奮気味のFさんは、じっと先生からの連絡を待っていた。午後一時、二時と待つうち、不安になったのか、副看護部長にも電話した。三時過ぎ、やっと連絡がつき、J駅で待ち合わせることになった。焦ってK駅に行ったFさんから、暫くしてデイケアへ電話がかかってきた。「先生はおらん。もうK市に帰る」と声を震わせていた。とにかくJ駅で待つように話し、私もJ駅に向かった。駅につくとFさんは、待合室の隅にうなだれて座っていた。不安と緊張で体を震わせていた。四時五十分。待ちに待った瞬間。「お待たせして御免なさい」と笑顔で来られた先生に、Fさんは「ああ外口先生なあ」と照れながら挨拶した。

院内で副看護部長らを交えて約一時間、張り詰めていた気持ちをふっきるように、入院中のこと、退院後の生活について、Fさんは弾んだ声でしゃべりまくった。その後、お二人で食事することになったのだが、Fさんはあまりの緊張のためか駅に向かう車中で寝てしまい、結局、私も同行し、三人で食事をした。先生はFさんの一言ひとことに耳を傾け、私が入る隙もないくらいこころを通わせ、成長したFさんとの再会を喜んでおられた。こうしてFさんの長い一日は終わったのである。

『闘病記』

かたくなにこころを閉ざしていたLさんが、私からの誘いに応じ、秋の雑木林へと散歩に出たのは十年余り前のことであった。Lさんはそのことを一つのきっかけに、ついにはデイケア参加へ、そして退院に至った。その後、再び入院に至ったことを母親から伝えられたが、直接会う機会をなかなか持てずに、心残りのままになっていた。

秋に近いある日、長い歳月をこえて突然、几帳面な筆跡で書かれたLさんからの手紙が舞い込んだ。淡々とした表現のなかにも、この間のLさんの並々ならぬ闘病の日々が察せられた。とくに、入院のつど、Lさんの目に映しとられた自分の処遇を決定づける人たち、とりわけ両親や医療関係者たちの振る舞い、しぐさ、言葉などが選びとられ、意味づけられ書き記されてあった。これほどまでにと、その場の状況を鮮明に浮かびあがらせていることに感じ入った。とくに、Lさんが恐れ、拒みつづけてきた不本意な入院の当日の光景は、長い年月をこえてなお、微細に至るまでに記憶され、したためられてあった。両親に両脇から抱え込まれるようにして病院にたどり着くまでの車中の描写は、混乱するなかにも、Lさんの取り返しようのない無念さと悔いの気持ちを語って余りあった。

「車が走りだしてだいぶたってから、母が車の外を指さして『寒つばきが咲いている』と口をきった。僕が『元気だった頃に住んでいたあの家の庭にも咲いていた』と言った。すると、それまで車のなかにただよっていた重苦しい空気がなごみました。それから一時間半あまり、車はひた走りに走りつづけ、やがて目の前に大きな白い建物が現われました。それが、僕のいまいる病院だったのです……」

その手紙の文面には、Lさんの研ぎ澄まされた感覚によってとらえられた周囲の人々の振る舞いやしぐさが、鮮やかに描きだされていた。かつて、沈黙のなかにあったその人と、向き合えたことのある私の胸を射った。そして、その周囲にある者たちが、Lさんの〝人への不安と恐れのない交ぜになったまなざし〟に、一方的に映しとられてしまいがちな状況のなかで、身のおき場をなくしていく様子もまた、伝わってきた。Lさんも、自分の視野に入ってくることに反応し、不安にさいなまれ、なおも自分を立て直そうとしていたのであろう。安全感をもたらす何らかのきざしを感じとろうとしていたにちがいない。だが、たいていは、それがますますLさんの不安を募らせ、思い込みを強める結果となっていく。そうした悪循環に互いがおかれてしまいやすいことも、その母親との話し合いのなかで知ることができる。

Lさんがそうした状況に陥ったときには、周囲の目には、Lさんが拒み、興奮し、恐れ、脅かされ、自分を失いかけていると見える。両親は、息子を案じつつ乗りこんだ車のなかで、何度目かの入院に至ってしまったことに落胆し、無事に病院に到着することを祈りつつ、息を詰めていたにちがいない。その沈黙のなかで交わされ合っていることがらを、あのように敏感なLさんのことゆえ、察知できないはずがない。Lさんは自分が最も誇りとする時期の、その充実した頃に住んでいた家の庭に咲く花に託して、懸命に、そのときのどうにもならない自分を保とうとしていたのにちがいない。それを口にすることで、Lさんは、傍らで不安と緊張とを募らせていた両親と自分をとりまいている重苦しい空気を、見事にやわらげた。そこに、このLさんのその時その場に自らの力で踏みとどまろうとする必死の努力ともいうべきものが、見えてくるような気がした。

Lさんの目の前に立ちはだかる病院の白く大きな建物、そこに働く医療者たちがLさんの前に登場してくるさまなどが、手紙には微細に書かれてあった。それは、その折々の不安と懸念とに結びつけられて、Lさんの視野に収められ、意味づけられ、より確固とした記憶としてとどめられていってしまう過程を私に教えてくれてもいた。

この手紙をきっかけにして、Lさんは、二十年にもおよぶ自らの闘病生活を振り返り、それを『闘病記』として、刻明に書き記したノートを送り届けてきた。過ぎ去ってしまった、あまりにも長く認めがたい病院での月日を、自らの手で取りもどそうとするかのようであった。あまりにも孤独な、そしてひたすらな自分自身の運命への立ち向かい方として、それは私を圧倒した。そんな私の率直な気持ちを、幾度も立ち上がるLさんへのある種の畏敬の念を込めて、感想を求められるままに返信を書き送った。

やがて、念願の退院がかない、両親と暮らす日々がはじまった。Lさんは、やむなく病院で過ごした日々を取りもどそうとするかのように「入院している間の社会で起きた出来事を知りたい」と、新聞記事に目を通すため、街の図書館に通いはじめている。

ドアのすき間からのメッセージ

Mさんは、面識のない近隣宅に頻回に電話することを問題にされて、警察に入院要請の嘆願書が出された。それをきっかけに、頼りにしていた父親によって、不本意な入院へと追いやられた。担当の保健師も、私も、あっという間の身内の対処に手助けのしようがなかったことを悔やんだ。周囲からつま弾きされた形の入院をそのまま長くつづけずに「とにかくもう一度、出直しをする手助けをさせてほしい」との気持ちを強くした。退院は一カ月余りで実現した。しかし、Mさんは近寄ってくる人に脅かされ、必要以上に入院させられることへの警戒心を募らせた。アパートの自室に閉じこもって、両親や保健師が訪ねても、ドアを開けることを拒みつづけた。

何日もの間、アパートの自室にひきこもり、身体の健康状態が危ぶまれた。私は、Mさんが好きだと聞いていた食べ物を持参しがてら、幾度も訪問した。応答はなかったが、部屋のなかに、人の気配はあった。身体の状態が心配なこと、しばらくの間、外で待っているから、気が向いたら開けてほしい旨のメモをドアのすき間から差し込み、アパートの廊下で待ちつづけることを何度か試みた。

ある冬の夕暮れどき、外気が冷え込みはじめてきたので、私はあきらめて帰ろうとして、声をかけた。そのとき、ドアのすき間から「すみません。今度は会います」とのメモ書きが、そっと投げ返されてきた。次の訪問では、しばらく待つうちに、部屋のなかの人影が動き、細目に開かれたドアからMさんが顔をのぞかせた。食べる物も食べていないのではないかと案じて食料品をいろいろ見つくろって持参した旨を告げた。寒いから部屋に入れてほしい、一緒に食べようと提案した。やっとのことで部屋にあげてもらえた。また、次の訪問のときには、小春日和でもあったせいか、Mさんは外への散歩の誘いに応じた。その帰り道、生まれてこのかたMさんにとって初めてというドライブインでの食事を共にすることができた。

そのあとで必ず、Mさんは、直接、顔を合わせているときには決して表現しない、その時々の自分に生じていた気持ちを率直に手紙にして書き送ってきた。その文面には、孤独な自分に向けられたまなざしを、しかと受けとめ、一緒に過ごしたときの気持ちが少年のような新鮮さで綴られていた。これまでの自分の生活史と、そのなかでの想いについて語り、これからの〝ありたい自分〟について書き記してあった。「…食事を一緒にしていただいて、ありがとう。ぼくはそういった社会的体験に乏しいので、とてもうれしかったです。長い間とじこもりの生活をしていたので、今は見るもの聞くものが珍しくて仕方ありません…」「ぼくの青春時代を思うと、とてもつらく、死を考えていた日々を思うと、今生きていることが不思議です。…これからは〈何ができなかった〉よりも、これから〈何ができるか〉を考えたいと思います」

またあるときは、両親に認められるようなことが何一つできない自分のふがいなさを嘆きつつも、私からの訪問を母親に話したときのことがしたためてあった。「隣の町に住む病弱な母に『保健師さんに甘えて、爪を切ってもらった』と話したら、笑われてしまいました」と。母親を案じる気持ちと甘えたい気持ちが、そしてまた、その母親の目に映る自分の姿とを、見事に表現していた。

直接向き合っているときのMさんは、近づきがたさを感じさせ、どちらかというと、手紙に記されるような豊かな感情の動きがあるとは思いにくい。また「なぜ自分に、こんなにまで親切にしてくれるのか」といった疑念が強くなってくる時もあるらしく、外への散歩の誘いなども「もしかしたら病院に連れて行かれるのではないか」という緊張感や不安感に、容易に結びついていってしまうようである。

そのような状況で、地区担当の保健師と私は、言葉かけに応じてもらえないときは、会いたい旨や心配している気持ちをメモ書きにして伝えようと苦心した。Mさんからすぐには応答を得られないことが多かったが、少し間をおいてから、私たちが呼びかけたことに応じようとするMさんの努力が、はっきり感じられるようになった。おそらく、自分からは動きがとりにくい状態に陥ってしまうのであろう。Mさんは幾度かの確かめや試しのあとに、呼びかけに応えようとする動きをつくりだす。そして、行動を共にすることができたあとには必ず、その時々に私たちが配慮しながら行ったことや、新しく提案したことをきちんと受けとめていることが手紙で伝えられてくる。その手紙の文面には、決まってそのときのMさんの気持ちや私たちの関心の向け方が具体的に書き表わされ、Mさんの〝人を求める力〟の健康さとも言えるものをにじませていた。

こうした手紙によって、人を拒んでいるかに受けとれるMさんが、実は人を求めてやまない、切なる望みを胸の奥底に秘めていることを、改めて思い知らされた。Mさんは、書き記すという行為を通して、かかわった者たちを次のかかわりへと駆りたててくれた。外への散歩に応じたときなど、Mさんは私を頼りにしつつも、病院に連れて行かれて入院させられるのではないかとの懸念を持っていたことを、そのあとの安堵感とともに後日手紙で伝えてきた。あのときMさんは、疑念をもちつつも、一方で、その気持ちを必死に打ち消す努力をしながら私との外出のひとときを過ごしていたのだ。手紙を通して、Mさんは、安心できた自分を私に伝えることができた。それは、Mさんが繰り返し繰り返し〝人を信じる〟ということを学んでいくために必要としたことなのだと思う。

Mさんが、時にわき起こってくる疑念をふり払っていこうと努力していることを認め、それに報いたいとの思いを強め、私もまた、その気持ちを返信に込めた。そして、次回はいつ、どこで会うか、その日時、場所を知らせてきてほしい旨と、ここ一〜二カ月の間で私たちの都合のつく日時と出向ける場所とを列挙し、再びのMさんからの連絡を心待ちにしていることを書き加えて送った。

〈訪問〉が映しだす暮らしぶり

病む人と直接会い、ケアを届けるための家庭訪問は、ケアの担い手自身が相手の暮らしの場に出向くという特徴を持つ。そこには相手がが固持してきている習慣があり、育まれつづけてきた家族の文化といえるものがある。相手の暮らしの場でのかかわりは、その人の持つ価値規範や生活史のなかで培ってきているものからの影響を大きく受ける。それらを受けとめながら、相手に受けいれられやすい手だてを生みだしていくことで、訪問ケアは成り立つ。その場で生活しつづけてきている人と、それを取り巻く人々とが織りなす生活の流れに加わっていく力量が求められる。そこを訪れる者にもまた、自分自身が身につけている生活感があり、それが下敷きとなってかかわっている。

訪問は、この〝磁場〟ともいえるさまざまな方向から力が働いている真っ只中へ、外から加わっていくものなので、相手のことを脅かしたり、その世界にも踏み込みかねない。相手の日常生活のリズムに乱れが生じているところへ、それを整えるのを手助けしようと近づいていく場合もしばしばである。ひきこもっている人が衛りを固めている〝城〟への侵入としての意味あいを帯びてくるときもある。そのような生活の場に出向いていく動きは、これまで述べてきた〈電話〉や〈手紙〉などによって相手の合意を得る過程があってはじめて、成り立つもののようである。

家庭への〈訪問〉ということの持つ、電話や手紙やメモなどと異なる特徴は、待ったなしの対応を迫られる点である。共通の空間を分け持つなかで互いの動きも見えやすい。このような訪問に含まれる持ち味を生かすには、それまでつづけてきている生活の流れにそって、訪問する時間帯を選ぶことである。孤立感や疎外感を抱え、不安や懸念を募らせられ、援助を求める行動を起こせないでいる人たちにとって、近づいてくる人への関心は強く、脅かされやすい。日常生活を送る上で具体的に困っていることについて、解決に向けて、行動を共にしてくれる人として、相手から認められるような近づき方が求められる。

〈訪問〉は、〈電話〉や〈手紙〉などを橋渡しにして〝互いの関心のありか〟を確かめ合いながら、そこに合意をつくっていく。あるいはまた、互いが出向きやすい条件を創りだすことによって、訪問の実施へと踏みきっていくことである。例えば、ひきこもりつづけている人への食料品などのように、相手の差しあたっての生活のなかの不都合を緩和するために手助けのできることを提示し、相手にとって〈訪問〉がもたらすものをはっきりさせ、訪れる意図を限局して伝えることで、合意を得ることである。

早く春が来るといいですね

真冬の凍てつく夜八時過ぎの訪問はめったなことでは行わない。このときの訪問は、Nさんが母親や保健師からの再三の相談の勧めにも決して応じようとしないために、Nさんが比較的くつろいで在宅している時間に合わせて選んだものであった。

母親が相談に出向いてきた直接のきっかけは、Nさんの拒否的な言動が続いたからであり、攻撃的な言動を恐れてのことだった。母親は「いざというときの入院先を確保しておきたい」との要望を前面にだして、そのための対処を保健所に求めてきていた。その折、母親にとって「Nさんが困っていることを相談できるようにしたい」との保健師からの提案は、受けいれがたかった。

そこで、まず母親が気持ちのゆとりを持てるよう保健所に母親だけでも相談に出向いてくることを勧めた。これまでのNさんとのことや、いまの生活のなかでの心配ごとをじっくり聞き、その具体的な解決に向けて、お互いにできることを見いだそうとした。やがて母親から、父親を病気で亡くしてすぐあとに、Nさんが大学への通学をしなくなり、以来この間、兄夫婦との間に立って苦労してきたこと、Nさんの入院のつど近所から苦情を受け、肩身の狭い思いをしていることなどが語られてくるようになった。

Nさんと直接会いたいとの私たちの意向を母親が納得し、Nさんに伝えられるようになるまでには、かなり期日を要した。母親は、Nさんには「内緒にしてほしい」との意向を強く持っていた。母親がNさんのことを保健所に相談に来ていることが知れたら、自分がNさんからどんな非難や暴力を受けるかもしれないと恐れてもいた。「以前、幾度もパトカーで入院させてもらったから、もう警察には頼めない。保健所で病院に入れるようにしてほしい」との母親の話からも、Nさんと母親との緊張した関係が察せられた。以前の入院の経験によっても、二人の間の不信感は強かった。母親を通してNさんから訪問することへの合意を得るのはなかなかむずかしい状況なので、折を見計らって、直接Nさんに私たちから伝える方法を試みることにした。

Nさんのこれまでの強制的な入院のさせられ方や、医療中断を繰り返してきた経緯を聞いて、母親との話し合いのなかで、今度こそは強制的な入院のさせ方を繰り返すことのないように手助けしたい旨を確かめ合い、支えた。Nさんに直接会って話す機会を早期につくることを優先し、訪問実施に向け、母親の協力を得られる機会を待った。母親が保健師に相談したということだけでもよいから、Nさんに伝えるように頼んだ。保健師からも「一般住民健診として巡回訪問します」との葉書を書き送った。そうして母親を支えつづけるなかで、ついにNさんに、訪問について伝えてもらうことができたのである。

訪問当日の夜風の冷たさは、Nさんに会えるのかどうかわからない心もとなさも手伝って、いっそうのこと身にしみた。家の近くからの電話で母親にNさんの在宅を確認し、Nさんに電話口に出てもらうことができ、これから訪問することを伝えた。地区担当保健師と私が訪ねると、小太りで、がっちりした体格のNさんが、もうすでに玄関の上がり口に立ちはだかるようにしていた。そのNさんのうしろで、年老いた母親は、小柄な身体をいっそう縮めて隠れるようにしていた。とっさに私は「今夜は無理押しはできない」と感じた。今夜は顔を合わせられただけでもよかったと、自分に言い聞かせながら、できれば言葉を交わしたいと思った。靴底から冷えていた。寒かった。私は、それ以上は近寄らずに「今夜は一番の冷え込みですね。風がとても冷たくて…」と言った。コートに包んだ身をこごませ、思わず靴をカタカタと鳴らしていた。それから「寒いですね。帰る前にちょっとオコタで温まらせてもらえるといいんだけど…」とつぶやきながら、Nさんを見上げた。私たちのその寒そうな様子を目の前にして、Nさんは踏んばっていた身体の力を解いたかに見受けられた。そのNさんの動きにつられるようにして、ようやく母親から声がかかった。それをきっかけに母親は、かねてからお願いしておいたように、私たちを茶の間に招じ入れた。Nさんも、うしろから黙ってついてきた。四人してコタツに入った。Nさんは、母親の入れたお茶を、口にしようとはしなかった。私たち二人が「おいしい」と言ってすすっていても、被害的な思いを払いきれないのだろう、じっと湯呑のなかを見つめていた。

しばらくの間、沈黙しがちな時間が流れた。寒さのなか「冷えた足を温まらせてもらってよかった」と礼を言った。帰る前に「そのお礼の意味で」との前置きで、私は「Nさんが今一番困っていることや不便なことがあったら、手伝いたいが」と申しでた。ややあってNさんはぶっきらぼうに「早く春が来るといいですね」と口をきった。

このNさんの意外な言葉は、私にはその場の緊張を解いたかに思えた。それをきっかけにNさんは、私たちからの問いかけに応じて、ぽつりぽつりと語り出した。そこには、Nさんが不安にさいなまれながらも、保ちつづけてきている暮らしぶりがあった。この一年余り、早朝五時すぎには一人で起き、飲まず食わずのまま、母親の寝ているうちに家を出て、夜になってから帰宅するので、母親とは口をきいていないという。

前回の退院は、自分の要望を押し通した強引なものであった。そのあと、人との面倒な気づかいが少なくてすむ仕事を自分で選んで見つけ、パートタイマーとして働きつづけていることもわかった。母親は、自分とは口をきかず、外で何をしているのかわからなかったことや、つくって待っている夕食には決して箸をつけようとしないことも不満だった。また、外食し、夜八時に帰宅して、入浴もしないまま寝てしまう生活をつづけていることが気が気でなかったという。その場での母親の対応を通して、母親はハラハラして見ているだけで、本人と向き合って、心配していることについて話したこともなく、Nさんがどうしたいのか、何に困っているのかについても、まったく尋ねたこともないままにあるということの問題がはっきりしてきた。

そのため私たちは、母親がNさんを手助けできる具体的なことを見いだして、二人の緊張した関係をやわらげる必要を感じた。そこで「一週に一度でもよいから、寒い朝の出がけに熱いお茶やみそ汁をつくって勧めてみてはどうか」と、二人が居合わせている場で、母親がNさんのために具体的にやれそうなことを提案した。

そして、Nさんから向けられた印象的な言葉に報いる形で、私たちは、次の訪問を約束することができた。真冬の凍てつく夜に寒がっていた私たちを受け入れ「早く春が来るといいですね」と、自分の思いをも重ねて伝えてくれたNさんの、人との交わりを求めている心音を、私たちもまた、受けとめたいと思った。他の花に先がけて春を呼ぶ沈丁花が咲き始めたら、すぐにも訪問したい旨を強調した。こうして、Nさんとの二度目の訪問の合意は、予想だにしない自然な形で得られた。翌日、夜遅くの訪問へのお詫びと、温まらせてもらえて嬉しかったとのお礼の言葉に添えて「春の到来が待ちどおしい」との手紙を書き送って、次回の訪問の日時を具体的に確かめ合えた。

母親と二人暮らしのNさんを、真冬の夜に訪問したことは、二重三重の意味で、互いの間の隔たりを縮めたように思われる。以前、パトカーによって何度も入院したときのことを見聞きした近隣の人々の目を気にしている二人にとって、余分な気づかいをしないですむことにもなった。また、夜遅くに、寒さに震えて玄関先に立った私たちの姿は、Nさんの警戒心を解くことにもなり、受け入れに幸いしたように思う。また、Nさんの拒否と攻撃を恐れていた母親にとっては、他人である私たち二人の前でNさんの居ずまいが変化していくのを見聞きでき、安堵の胸をなでおろしたにちがいない。

この訪問は、Nさんに対する母親や私たちの見方を変える一つのきっかけともなり、働きながら在宅で生活しつづけているNさんのいまの状態を、持ちこたえる方向に気持ちを立て直す転換点ともなり得た。この訪問以前は、母親から聞く限りでしかなかった私たちにも「何をするかわからないNさん」というイメージが強くあった。しかし、Nさんと一緒に、茶の間で話し合いのひとときを過ごせたことで、Nさんの人との交わりを持てる力を見いだすことができた。そして、Nさんの生活を持ちこたえていくために、母親とNさんが互いに安心して過ごせるよう援助することを動機づけられていった。

思えば、退院したあとの長い期間、医療を中断したままのNさんであり、できることなら早い時期に、外来通院できるようになってほしいとの医療者としての思いが先行しがちな状況にもあった。気づまりがちとなる初対面の場で、思いもかけずNさんの口から発せられた「早く春が来るといいですね」との言葉は、Nさんの毎日の孤独な生活を浮き彫りにした。そのごくありふれた表現に、Nさんは寂寥感をにじませていた。傍らにいる母親と、私たちとが手助けできることを見いだす方向へと、その場の私たちの関心を切り換えるきっかけともなり、具体的に母親が担えることも提案できた。Nさんと母親との二人の関係に、私たち保健師が加わることによって、コミュニケーションが途絶えがちな母と息子が顔を合わせ、互いに案じていることを伝え合う場を生みだすことができた。次回の訪問の約束もまた、このときのNさんが表現した言葉にそって取りつけることができた。それが約束できたことは、中断したままになっている通院の再開を勧めようとはやる私たちの気持ちを、踏みとどまらせる力を与えてくれたように思う。「沈丁花の香りがどこからかしてくる季節となりました」との手紙を書き送り、訪問できる日を数えて待つことにもつながった。

二度目の訪問でNさんは、私たちの「何か困っていることで手伝えそうなことがあったら聞かせてほしい」

との問いかけに対して、具体的な要望を語った。今の仕事を続けるため、健康であるという証明書が必要だと職場から言われているので、医師を紹介してほしいとのことだった。その後、三度の延期を申し出たのちに、ようやくにしてNさんは、警戒して、避けていた病院での受診に応じた。私たちの紹介した保健所の精神保健相談嘱託医の勤務先病院の外来に、Nさんは保健師と一緒に出向いた。

生活の場への〈訪問〉は、互いの生活実感が伴う時々の季節の花々や、取り決められている習慣、あるいは行事などに託した形であると、働きかけやすい。季節の到来を待つことをも含めて、生活環境の変化を、次の動きへのきっかけとして生かすことができる。生活のなかの働きかけでは、そこで生活している人のペースに添うことを求められる。それによって本人は自己発揮をしやすく、積み重ねもしやすくなる。

また、本人の身近で日常茶飯事のことがらを通して接しつづけている家族には、第三者が新たに居合わせることは、本人を改めて見直す機会となって、見る角度を変えさせられる。本人の持つ健康的な側面を見いだす気持ちのゆとりが持てれば、外から近づこうとしている者たちを受け入れる幅を広げることにもなり、手助けできるきっかけや足場をより確かなものとできる。

【初出】
人と場をつなぐケア―こころ病みつつ生きることへ、第一部：病む世界がひらかれるとき〔第一章：病む人と向き合うなかで交わし合えていること〕より、一～三〇頁、医学書院、一九八八年

ケアの成り立ちと展開の手だて

病む人が、自分のおかれている状況に立ち向かおうとするひそやかな〝試みが伝わってくる瞬間〟がある。それは、その人がその時その場で見聞きし、感じ考えていることに、改めて気づかされていくときでもある。ある思いがけなさを伴って、新しい発見がもたらされる。それまではバラバラに私の視野に映しとられていたその人の振る舞い方やその人をめぐる出来事が、一挙に関連性をもって浮上してくるときでもある。違和感や疑念を一方では感じながら、私は一方で、その人にとって何かしらの意味があるに違いないと、自分の想像をこえた何かに期待する。ある一定期間、自分の視野に映しとられ、自分のなかに登録されていることがらを、たった一つの理由や固定された見方で決着させることを私はよしとしない。そのままに持ちこたえ、次の局面へと動きだすまで保留しつづけていくことを優先するようにしている。

いま一つ、病む人と向き合うなかで絶えず迫られることに〝視点の自在な変換〟ともいうべきものがある。その人のもつ〝問題〟として固定されて見えていたことが、実はその人と周囲の人との間に生じていることとして、とらえ返されるときがそうである。病む人の背後に交差し合っている〝人と人との関係〟が浮き彫りにされてくるかのように、印象的である。それは、その人をスッポリと包み込み、その人固有のこだわりを生みだす根ともいえるものである。その人の〝問題〟として取りざたされてきたことを、その人とかかわる人と人との間に生じてきていることとして、とらえ返すことが求められてくる。病む人の問題である思えた行動が、その人が他の人に向けて自分自身を表現しようとしている〝何らかの試み〟として、受けとめることができるときもある。そのとき、はじめて、病む人に向き合っている者自身が、その時その場で担えることを模索するよう動機づけられる。振り返ってみると、そのようなとき、私の関心は自分が向き合っている相手ではなく、その相手の視野に収められている私自身へと、向きはじめていることに気づく。また、そこでそうやって向き合っている者相互に生じていることよりも、互いを取り巻く人々や、その場のさまざまな条件やルールからの規制に大きく影響されていることにも気づかされる。そしてまた、その時その場で自分自身が試みようとしてできなかったことの方にとらわれ、自分の関心が、周辺の問題へと散らされていく。病む人もまた、相手から示されるまなざしやしぐさから、自分への関心が離れていきはじめていることを察知し、それが容易に根底にある不安や猜疑心と結びついていく。周囲の人々の懸念や恐れを強めて、病む人の示す行動を不可解なものとして映しとっていく。こうした人と人との間で不安を増幅し合っていく過程は、病む人との対応においてしばしば見られる。

このような人と人との間に生じる気づまりや居心地の悪さは、病む人にとっては、想像以上に気持ちの負担としてのしかかる。また、それらをふり払おうとして、それまで身につけてきた対処のパターンを繰り返してしまいやすい。この場合は、病む人の関心をその人の置かれている状況の方に、その人なりに対処をしようと動機づけた力の方に向けていく必要がある。また、その場での居心地のよさを整えていくことに、重点を置くことが求められる。それは、次のケア展開において有効な切り口となるはずである。しかし、ケアの担い手の側は、しばしば、そうした気づまりや居心地の悪さに耐えがたくなる。自分の思い入れに基づいた、一方的で固定的な受けとめ方をし、気づまりを一気に解消しようとして、早急な動きをとりがちとなる。こうした時に互いの間に生じるズレ、例えば、時間の経過の感じ方の落差や、自分のなかに生じている感情をコントロールできないのではないかとの不安、不信、過敏な反応ともいうべき身構えの硬さなどは、際だって双方を不安に陥らせやすくする。こうして、病む人は、人と人との間で得がたい絶対的な安全感を求めつづけるがゆえに、容易に脅かされることになる。
互いの世界が交叉したかに思えた瞬間が消え去り、再び相互の回避が始まる。病む人は自分の世界にこもり、孤立感・疎外感をいやが上にも募らせていく。家族や直接のケアの担い手は、日常的に病む人の傍らにあってしばしば、今述べたような行き違いを知らず知らずのうちに生みだささせられる。それが昂じ、やりきれなさ、あきらめの気持ちが、周囲の人との間に醸しだされていく。病む人が、緊張や不安や脅かしから解き放たれ、瞬間の安心感を得て、そのなかで自分を保とうとするその人なりの試みを認め、支えたい。そのような、人が人を支えることを通して生みだされる安心感こそ、ケアの営みがもっとも目ざしていることなのである。

【初出】
人と場をつなぐケア―こころ病みつつ生きることへ、第一部：病む世界がひらかれるとき〔第二章：ケアの成り立ちと展開の手だて〕より、三五～三八頁、医学書院、一九八八年

内なる世界が語られるとき

こだわり方を大事にしていく

病む人と向き合うなかで気づかされることの一つに、その人独特の〝こだわり方〟とも言うべきものがある。それは、向き合っている者を引き入れていく力をもっている。相手のこだわりに反応させられることにより、かえって自らの価値判断が、逆光によって映しだされてくる瞬間でもある。

このように、病む人が示す〞こだわり〟は人と人とが互いにおかれている状況を明るみにだし、交叉させる力を内包している。おそらく、それは、生きてくるなかで身につけてきた、自分の衛りとしての〞よろい〟のようなものとなっているのかもしれない。しかもそれらは、極めて日常的なことがらに絡めて示されてくるがために、取りたててそれとは意識されないところで反応させられる。しかも日常的でささいなことにこだわりつづけていること自体に、不可解さを感じていく。こだわりの是非を問うたり、その良否を判断して、相手のこだわりに、こだわらせられていくことになる。

しかし実は、病む人が示すこだわりは、その人のおかれている状況への知覚のしかたと、そのことへの立ち向かい方を雄弁に語るものである。こうして病む人は〞こだわり〟を介することで人と対面することができ、その限りにおいて、自分に向けられてくるまなざしを防ぎ、脅かされずに、一時的に安心して過ごせる時間や空間を生みだすことができる。こだわりは、そのための手段とさえなっているように思えるときがある。

病む人は、思いがけない方向から他の人が自分に近づいてきたり、予期しないところで自分の世界へと踏み込まれることには、万全の用意をしようとする。だが、それは不可能に近い。そのことを知りながらもなお、人と向き合うときの仮のこころの垣根を求めてやまない。

その努力の結果として、いま述べたような〞こだわり合い〟によって、自分が直接にさらされるのを防ぐ煙幕がもたらされる。人に近づくときの〞安全弁〟としても使われる。丸ごとさらされることのないように、自分の身を守りながら、他の人の動きをコントロールするための〞テコ〟ともなっているようである。自分のこだわっていることに反応する他者を見て、それを自分の思惑や懸念と照らし合わせることで何かのきざしを察知しようとする。

病む人のこうした努力は、たとえ人が求めても決して得られない、絶対的な安全感の獲得に向けたものなのかもしれない。そのための努力が徒労に終わるたびごとに、ますますその対処の術（すべ）が固定されていきかねない。このような、しばしば迂回して、積み重なりにくい試みは、病む人が望んでやまない〝安全感〟をもたらさないばかりか、他の人からの援助をも得にくいものにしてしまう。

【初出】
人と場をつなぐケア—こころ病みつつ生きることへ、第一部：病む世界がひらかれるとき〔第三章：内なる世界が語られるとき〕より、七三〜七五頁、医学書院、一九八八年

実践を表現し、共有する〝場〟としての医療看護研究室の試み

一九七三年、東京都精神医学総合研究所の発足に先立って準備室に加わった者たちには、いま一つの、いわゆるオルタナティヴな研究所を創ろうとする心意気があった。若輩の私もその一人として加わり、新しい研究所の在り方を模索し、領域を超えて論じ合った。この時代、旧来の大学・医局・学界・病院など、閉鎖的で権威主義的な組織への批判が高まり、精神医療の負の歴史への反省を迫られ、その責任が問いつづけられていた。新しく立ち上げる研究所もその例外ではなく、〝研究〟に対する厳しい目線が内からも外からも向けられていた。それは、フィールドワークの開拓が、とりわけ重要課題である私たちの領域に、大きな試練を与えた。

研究所設立の二年前、私は伝統的な国立の精神療養所にデイケアを開設し、精神障害者が地域で生活するための支援の方向に手ごたえを感じ始めていた。そうしたときに、研究所へと移る決断を促したのは他でもなく、実践の場で蓄積してきている経験を意味づけ、位置づけたい、そして精神障害者が地域で生活するための支えのしくみを創っていきたい、との使命感ともいえるものであった。また、当時、看護の研究や教育の体系が未だ確立されていない時代にあって、一部門としての「医療看護研究室」を立ち上げることに希望を見出したからでもある。後に、日本の看護の変革を担うリーダーたちを輩出した医療看護研究室であるが、そうした時代の動きに先駆けて私たちの出立を見守り、叱咤激励してくださった方々には今更に深く感謝している次第である。

開かれた研究所をめざして

開かれた研究所にしたいとの思いが強かったがゆえに、既存の組織の壁や行政の枠に対し、葛藤やジレン

マを募らせられもしたが、それを乗り越えようと議論を交わすなかで、研究所のめざす理念を確認し合うことができた。当初、東京都の出先機関である研究所には、従来の行政組織の管理の枠に組み込もうとする動きが見られたが、研究を担う者としては、一人ひとりが自らを律していくことに信頼が置かれる環境でこそ、自由な発想と動きが可能であると主張し、理解を求めた。また、組織の意思決定については、各研究部門リーダーのヨコの関係に重きを置く運営委員会や人事委員会などにおいて行うことを大事にする旨を申し合わせた。

開設早々に公開シンポジウムや公開講座などを企画したのも、一般の人々をも含めて関係者に広く呼びかけ、多様な立場からの目が注がれることで、研究活動がより開かれていくことを期待したからである。加えて、非常勤研究員・兼務研究員・研究生を病院や保健所あるいは大学から迎えて図書室や諸設備利用の便宜を図り、共同研究者として費用・時間・情報を共有し合うことをめざした。この研究所の持つ人材・場所・設備の提供は、現場へのひとつの還元でもあり、実践の場をエンパワーメントすることにつながった。

総合の名にふさわしい多様なアプローチの認め合いを

精神保健医療福祉領域においては、人の生き方、人との関係、社会とのかかわりに重きが置かれるため、哲学、思想、倫理、教育など、人間と社会に関連する分野の知の貢献は大きい。その先達たちを国内外から招いてセミナーを開き、深い知見に触れ、研究所内の基礎部門のスタッフをも含めた討論の場を持った。研究所の一〇部門のうち、臨床系が四部門設けられたことによって、より多様な分野との人的交流が高まり、研究所の裾野を広げた。

看護分野においては、特に教育の担い手の養成という〝人育て〟への要請が強まっていた時代で、私たちは、その期待に応えて現任者研修を担いつつ、一方で実践知の確立に向けた研究方法の開発を迫られていた。現場のリーダー的役割を担う熱意に溢れた多くの看護師、保健師、ケースワーカーたちが、実践の改善とその記録化に向けて私たちとの協働作業を求め、全国から出向いてきた。それは、開設時に掲げられた〝開かれた研究所づくり〟の一翼を担うことにもなった。

こうした実践者たちの表現を支える作業は、私をその現場に出向かせることにつながり、そこで蓄積されている経験と知恵が語り継がれていく方法を生みだした。その一つとして、ハンセン氏病者の処遇改善に長年、献身してきた〝語り部〟としての看護師たちとの記録化の作業がある。〝病むこと即隔離〟の痛恨の歴史に学ぶことは多く、医療史、病いの文化史、近代史をひもとく大事な視座を与えられた。

フィールドの選択、そして実践から学ぶ方法の確立

看護研究室のフィールドワーク開拓は、当初、都立松沢病院、世田谷リハビリテーションセンター、東京都精神医学総合研究所の松沢キャンパス合同研究会を立ち上げることから始めた。また、松沢病院の外来活動や病棟における研究活動に加わることも試みた。

一方で、さまざまな実践の場から、研究活動や共同研究プロジェクトなどへの協力の要請が多くなってきた。それを通して、私たちは病院や保健所に出向き、そこでの実践に加わりながら〝困難ケースの対応〟を検討し合うなど、看護師、保健師、ケースワーカーたちとのさまざまな形の学びの場や機会を生みだしていった。

その頃、全国的にもごくわずかであったが〝病院から地域へ〟の先駆的試みが始まっていた。しかし、地域での生活を支える法制度は未だなく、資源も乏しいなか、精神障害者にも家族にも過重な負担がかかっていた。病院の壁は厚く、クリニックもない時代で、既存の公的機関の保健師やケースワーカーへの援助要請が強まり、その現場は対応の困難さを募らせられていた。

私が保健所を中心とする地域生活支援をフィールドワークとして選んだのも、これら地域での支え手が直面している問題に共に取り組み、地域での生活支援のしくみ（場と手段）をつくることが緊急に求められていたからである。東京都の三多摩地域の保健所での相談や訪問活動に参与しながら、地域生活の定着と継続に必要な条件と環境を整えていく地域ケア展開の方向づけと地域内ネットワークづくりをめざし、保健所やケースワーカーとの協働をすすめた。この過程で私に必要とされた直接的なケアの担い手を支えるアプローチを「精神保健看護スーパービジョン・コンサルテーション」として位置づけ、その機能と役割を明らかにし、提唱した。

これらのフィールドワークで蓄積してきた発見や気づきを共有していく場として、各地で事例検討会や研究会を持った。また、全国的な集中ゼミナールを連続的に開催し、実践から学ぶ「方法としての事例検討」を提唱した。さらに、関係団体とのプロジェクト研究チームを組み、精神障害者の社会復帰と社会参加の推進活動、家族会・患者会などのセルフヘルプグループ活動への支援など、精神衛生法から精神保健法成立への変革と連動する研究にも取り組んだ。これらの延長線上において、地域のなかに生活支援の拠点を立ち上げていくという実践の場づくりと担い手の養成を新しいフィールドワークとして位置づけ、〝共に生きる地域づくり〟に向けての政策提言に資することをめざした。

以上、研究所開設当初から大事にしてきた理念に基づく実践的研究活動の一端を語ったが、このたびの研究所の組織換えにあっても、これまでの歩みを支えてきた理念は決してゆらぐものではない。今を担う一人ひとりが引き続き、自らの仕事を実らせていくことに責任と誇りと希望を見いだしていくにちがいない。そう、信じて、一層の期待を寄せる者である。

【初出】
現場の経験と知恵を〝実践知〟として共有し、発信することへの挑戦、東京都精神医学総合研究所年報、三六号、三三〜三五頁、二〇一〇年

第Ⅱ部

地域で生きる支え

場づくりの理念と方法

地域生活支援の拠点づくりを動機づけたもの

私たちは、互いに顔を合わせ、時間を共にし、表現し合う機会や場をもつことで、自分の感じ方・考え方の幅を広げます。そして、互いの距離が狭まるなかで、違いには寛容になっていきます。

精神障害を持つ人は、病気による苦痛に加えて、周囲の人への伝わりにくさ、わかりにくさ、人との交流の狭まり、生活経験の乏しさ、周囲からの見られ方やそれへの感じやすさなどによって〝生きにくさ〟を募らせられています。このような生きにくさを乗り越え、当事者が人間としての尊厳を傷つけられることなく医療やケアを利用することができるようになるには、そして自分の人生に希望を感じられるようになるには、社会的支援のしくみが整えられていることが不可欠です。

そのために、私たちはまず、当事者はどんなときに困っているのか、またどんな支えを得れば、自分を立て直していけるのかについて、当事者と共に動き、試み、確かめ合っていく〝場〟をつくりたいと考えて、その歩みを始めました。また、そのような場は、それが街なかに存在することで、なお一層のこと、組織や領域や立場をこえたさまざまな人たちが出入りしやすく、活用されていくのではないかと考えました。当事者と共に動き、試み、確かめ合っていく〝場〟を、地域のなかに普通にある、開かれた場とすることによって、そこに加わってくる人たちも、またその加わり方も多様になります。そこには、緩やかなつながりが生まれ、互いに自分の担えることを見つけやすく、支え合い、学び合うことができます。そのような〝場〟は地域にある人的・物的な資源を掘り起こしていくことにもなり、住みやすい地域づくりの一端を担うことへとつながっていきます。

上記のような期待や希望を一つの形として具体化させるために、私たちは、当事者・家族・支え手が集い、支え合う場をつくり、日常的に地域の人たちとの接点が生まれてくるような、開かれた場づくりに取り組んできました。そのような場で、当事者を中心とした〝参加と協働〟の動きを通して「確かめ合えたこと」「発見したこと」は、社会福祉法人かがやき会の機関紙『ニュースレター』の発行や、研修会・セミナー・講演会・活動の展示や作品の販売などの手段によって、広く社会に向けて私たちのメッセージとして発信すると共に、各地において同じ試みをしている仲間たちと、互いの経験を蓄積する活動を続けてきました。

このたび、私たちは「社会福祉法人設立二十周年」の節目を迎え、改めて、私が地域での生活を支える拠点づくりを動機づけられた経緯を振り返りつつ、この場づくりに込めてきた思いと、そこでの実践活動によって切り拓いてきた可能性と課題について、明らかにしてみたいと思います。

地域での生活を支える〝場づくり〟の出発点

振り返ってみると、一九七一年に、当時の国立武蔵療養所に「デイケア」を立ち上げたことが、そもそもの始まりでした。まだ、精神科病院が閉ざされていた時代に「地域に向け開かれていくときの窓口の一つとなるようなデイケアをつくりたい」との思いから、地域の保健師仲間や、広く友人たちにも呼びかけをしました。当事者が、病気を抱えながらも、より前向きに自分らしい生き方を獲得していくには〝共感〟と〝連帯感〟をもってかかわる「人」の存在を必要とします。そして自分を表現することを尊重され、確かめや試みの機会が提供され、励まされていく生活環境が不可欠です。デイケアを通して、家族、保健師、ケースワーカーなどの地域での生活の支え手が、日頃から病院に出入りすることも、また同じような問題を持つ仲間たちと交流することができるようになることも、そうした環境づくりの一つとなります。

長期にわたる入院を余儀なくされていた当時の患者の多くは、地域で再び生活する自分を描く〝よすが〟を失い、先行きの希望が持てない状況にありました。また、家族も病院スタッフも〝病気〟への悲観的な見方や考え方によって、諦めの気持ちに傾きがちでした。そのような病気や病院や社会の壁を打ち破っていく一歩として、デイケアという場を活かし、地域で生活を支える人たちとのつながりを生みだすことをめざしました。

当時、まだこのような試みを後押しする法も制度もなく、周囲から理解を得るのは大変でしたが、それでもなお、退院への働きかけを家族が受け入れることで退院にこぎ着けた人たちの姿に触れられたことによって、励まされもしました。しかしながら、せっかく退院を実現できたとしても、当時は、地域での暮らしを支える資源はまだないに等しく、退院した人の多くが地域で孤独感や不安感を募らせられ、本人もその身近で支えていた人も疲れ果て、再び入院することになるなど、諦めの気持ちを強くしていました。

このような、互いの努力と信頼と希望が失われるようなことの繰り返しを何とか食い止めたいと考え、そのための支援体制をつくっていく一つの方策として、従来の病院文化とは異なるデイケアという場を、当事者はもちろん、地域の支え手にも使ってほしいと思いました。そして、日常的に、当事者、家族、病院スタッフ、地域の関係者が互いに顔を合わせて、それぞれの言い分を伝え合う場づくりをしようと思いました。

生活の場で支えるなかで〝発見〟できたこと

当事者にとって、デイケアとは、入院中の集団生活とは異なって、自分の生活の場から出向いて来るところです。そのため〝行動の自由や選択の機会〟が多くなり「自分がどうしたいか」を表現することを求められ、自尊心を取り戻していく場となっていきました。生活の場で困ったり、問題になっていることを表現しやすくなって、周囲の人たちの手助けを早めに得て、持ち直すことのできた人もいました。

また、地域での生活を支える家族や保健師やケースワーカーにとっても、困ったときに自分も相談できる場として使えるので、当事者が生活の場に踏みとどまって、医療やケアを利用しながら持ちこたえていく環境を整えていくことにつながりました。

この〝発見〟は、私に、より多くの人が加わって来られるような場を新たにつくることを動機づけました。例えば、保健師たちと共に地域の「家族懇談会」の立ち上げに加わり、それによって家族同士が病院や施設の枠をこえて、遠慮なく語り合えるようになりました。また、それをきっかけに、私は保健所に出向き、保健所保健師・市役所保健師と合同しての「地域精神衛生看護研究会」の活動など、地域の関係者たちを交えた事例検討会の場を定期的に持つようにもなりました。さらに、地域住民が日常的に出入りする保健所に、当事者も家族も関係者も利用しやすい気軽な相談窓口としての「精神衛生相談クリニック」の場づくりをすることも、担っていきました。地区の担当保健師とともに私も加わって家族を交えて話し合い、また関係機関の職員などとの話し合いの場もつくり、当事者の言い分が尊重される場とするための役割を担いました。また、こうした敷居の低い保健所の相談活動を通して、地域で孤立しがちな当事者が、仲間と交流し、生活リズムを立て直す場として、保健所にデイケアをつくることにも加わりました。母子ケアや老人ケアなど一般の保健活動が実践されている保健所に当事者たちが出向き、一緒に過ごす時間と空間が確保されることによって、精神保健活動への地域の関係者や住民の関心を高めていくことにもつながりました。

こうして、一つの場づくりが新たな場づくりへとつながっていき、その新たな場に加わってきた人たちと、発見し合い、確かめ合ったことで、さらに次の場づくりへと、取り組みを進めることができました。病院ではない場所で当事者が過ごし、さまざまな人と交流する場が多くつくられることは、当事者が持つ条件や状態に応じて使える社会資源がその地域に増えることになるため、当事者からすれば、自分のペースで医療やケアを利用していく可能性が高まっていきます。

とくに日常生活の困りごとが持ち込まれてくる精神保健相談の場では、専門家以外の、当事者の生活の場でかかわりを持つ家主や民生委員などのさまざまな立場の人たちとの合同の話し合いを持ち、そのなかで当事者への負担を軽くする手助けを優先しながら、周囲の〝支え手を支えること〟も求められました。例えば、家庭訪問を重ねて、生活の場で引きこもりの人に実際に会えるようになると、周囲の人から聞かされていた懸念や心配とは異なり、その人なりの暮らしの知恵や工夫が活かされていることを知って、生活者としての積極的な面が発揮されていることに安堵し、持ちこたえることができます。

こうした〝発見〟を重ねていくと〝問題への対処〟にばかり目を奪われることなく、その人がどんなときに困って、手助けを求めるのか、それをわかろうとするような、気持ちのゆとりが持てるようになります。その人にとっての居心地のよさを生み出すことを優先し、具体的な手助けを提案したり、〝待ち〟の姿勢を大事にすることができます。また、必要な受診や服薬なども、その人なりの納得ができるようになるまでの確かめの相手となり、試めしの時間を待てるようにもなり、本人との合意のプロセスを大切にすることができます。

このような、地域で暮らす当事者たちとの根気を要するかかわりのなかで、安心や信頼を培っていくための環境を整えていくことの大事さを改めて学びました。支え手である保健師やケースワーカーと共に、当事者とかかわるなかで発見できたことを意味づけして、地域での支えの力を高めていくことができました。そうした地域の支え手たちが、当事者のペースを尊重しながら、臨機応変の動きをすることは、周囲の人たちの不安を軽減し、地域で暮らし続ける環境を整えることにもつながっていきました。

開かれた相談の場と居場所の提供で確かめ合えたこと

一九七三年、新しく開設される東京都精神医学総合研究所の準備室に職場を移したときも、私はそれまでの地域での取り組みを踏まえ、そこに立ち上げた「医療看護研究室」を当事者や家族や支え手が相談に出向いて来られる場としても、開放しました。その頃、社会的な関心が高まりつつあった不登校、ひきこもり、および対人関係の悩みなどを抱えた青年やその家族、またそのかかわりに悩む学校の教員や保健師など、支え手たちからの相談も受け、子育てや教育問題、家庭内暴力、アルコール問題、女性の自立の問題など、より社会的な課題へと視野を広げて、取り組むことを求められました。

その頃はまだ、街なかの精神科クリニックがない時代でしたから、既存の病院でも保健所でもない、複雑な手続きや費用も要らない、出入りの選択の幅の広い「相談の場と居場所」を提供することが求められました。悩み、行き詰まり感を募らせていた青年たちが、自分の生き方を模索し〝出立〟へのチャレンジを再び試みる〝拠り所〟として、この場を使って成長していく姿からも、私たちは多くを学んできました。

こうした相談活動の試みを通して、青年たちにとって安心して過ごせる場所や自分の存在がかけがえのないものとなる場所を得ることとの大事さを確認し合うことができました。青年たちは、安定感や帰属感が得られることで自分を取り戻し、自己発揮していくようになりました。このことから、他の人から必要とされる体験を積み重ねていくことのできる場には可能性があることについて、痛感させられることになりました。

このようにして私は、それまでの幾つもの場づくりのなかでさまざまな人たちと出会い、学び合ったことを重ね合わせ、当時はまだかすかな兆しでしかなかった〝隔離収容主義〟の変革への動きを進めていきたいとの思いを強くし、長年、温め続けてきた「地域ケアセンター構想」を現実のものにしていくための第一歩を踏み出していくことができました。

地域ケア福祉センターづくりに向けて

つながりを深め、広げていく、いま一つの学習の場づくり

顔が見え、互いの動きを確かめ合える「小規模多ニーズ対応の場」では、スタッフ一人ひとりが、その場に貫かれている理念を分け持ち合い、場を共にしている者たちとの試行錯誤のなかの学びを糧として、育ち合う経験を蓄積してきています。以前から、私は、このような実践の場が持つ相互学習の働きを高めていく方法を探っていました。

そこで、それまで行っていた保健所を中心とした地域内支援の場づくりと並行し、支え手自身が当事者とのかかわりの経験を持ち寄って、学び合う場づくりに取り組みました。また、病院や施設など組織の枠をこえて自主研究会を立ち上げ、定期的な集中ゼミナールを広く呼びかけ、各地で開いていきました。

さらには、保健医療福祉領域におけるセルフヘルプグループ活動の先駆的な担い手たちとの「セルフヘルプグループ・サポーターセミナー」を開始し、そうした活動のサポートセンターの設立に向けて、当事者・家族・支え手たちとの〝ヨコのつながり〟の輪に加わりました。また、隔離収容政策の歴史を持つハンセン病者とのかかわりを長年にわたって担ってきている実践家たちと出会い、その歩みを記録化する作業を手伝うなかで、医療者としての姿勢を正されました。学校教育の管理化が進んできていることにも、早くから警鐘を鳴らし、子どもたちの身体の復権をめざし、その表現を耕してきている教育家たちとの出会いにより、開かれたケアの拠点を創出することへの勇気と希望を与えられました。

地域ケア福祉センターとしての出発

一九八〇年代、日本の高度経済成長を背景とする土地の高騰や住宅政策の貧困さのため、大都市圏ではより一層のこと〝居住の場〟を確保することが困難を極めていました。障害者にとって、地域で安心して過ごせる居場所を獲得することはますます難しく、たとえ家族が同居を受け入れたとしても心身にかかる負担や経済的負担も重く、地域に支えがないことにより、再入院へと傾いていかざるを得ない状況にありました。そうした地域での生活継続の〝壁〟にぶつかっていた障害者、家族、保健師、看護師、ケースワーカーたちと、問題を共有し、支えの拠点づくりに向け、それぞれが担えることを見出していこうと呼びかけました。

当事者の家族から、大都市の住宅地の一角の建物を使用することが提案されて、それを契機に、有志による手づくりの取り組みが始められました。そこは幸いにも地の利もよく、昔からずっと住み続けてきた人たちの他に、若者や外国からの人が多く行き交っている土地柄で、さまざまな職業専門学校や、身体障害者・視聴覚障害者の関連施設が点在していることにも、当事者がさりげなく過ごせる可能性が感じられました。

そのような場所が得られて、障害者の家族や仕事仲間や友人たちに協力を求めたところ、それぞれの時間、労力、知恵、お金、生活用品などがそこに持ち寄られ、一九八五年、地域での暮らしを支えるための場として「地域ケア福祉センター池田会館」(以下、ケアセンター)を手づくりで立ち上げることができました。

家族、ケースワーカー、保健師、看護師などによるボランティア体制を組み、共同住居(十室)を提供することから始めました。共同住居の利用者は、程々の距離から見守られることで干渉がましさから解き放たれ、「安心して過ごせる自分の居場所」を得て、心地よさを保障されるなかで、自分のペースで生活できるようになっていきました。また、それに伴って必要とされた相談活動や病院訪問を行うなど、地域に踏みとどまって医療を使えるように〝つなぐ支援〟を担いました。

地域の人たちも出入りしやすいように、通りに面したケアセンターの建物の一角に「福祉ショップ」を開設しました。当事者の創作活動による陶芸、絵画、手芸などの作品も、近隣の人たちや知人からのリサイクル品とともに展示・販売するようになりました。

また、一時宿泊室(二室)と短期宿泊(隣接の一戸建て借家)の提供を試みました。そこは、入院の必要を自分で納得するまで見守られる場として、また長期に入院している病院から定期的に外泊を試みる場としても使われました。あるいはまた、退院する自分を具体的にイメージするための場として、実際にそこで生活してみて「何に困るのか」を確かめるための場としてなど、さまざまに使われました。この試みは、その当初から年間三百~三百五十泊も利用されているように、当事者からのニーズが高く、今も続けられています。

このような柔軟な使い方ができ、しかもケアセンターで行われている他のサービスを組み合わせて主体的な使い方ができるような場の制度化は、しかしながら、その後二十余年を経た現在も、未だ実現していません。

今年度から、部分的には〝退院促進事業〟の一環である「体験宿泊」として位置づけられ、制度化へのモデル提示となっています。

その他、ケアセンターの二階部分を「多目的ホール」とし、関係機関や団体等（当事者グループ、保健福祉医療関連研究会、家族会、地域の趣味グループなど）が休日・夜間も含めて利用できるような使い勝手のよい「会場提供」をしていることもまた、さまざまな人の出入りや交流を生み出すことへとつながりました。

かがやき会の設立から現在まで

精神保健法の成立と社会福祉法人としての発足

一九八七年に成立した「精神保健法」により、遅ればせながら精神障害者が地域で暮らすための居住の場が日本で初めて法律で規定されました。それを契機に、有志で取り組んできた「共同住居部門」を、そのときに法定化された社会復帰施設の「福祉ホーム」として位置づけ、土地・建物の寄贈を受けて、地域独立型の社会福祉法人「かがやき会」を設立しました。

しかし、この地域生活支援の法制度化の内実は極めて貧弱なもので、日本における地域内支援への施策的な転換を図っていくものとはなりませんでした。「福祉ホーム」は、世話人として一名の定員が規定されていましたが、居住者への個別的な支援の提供はもちろん、柔軟な対応と運営に必要な人員への財源的裏づけなく、極めて不十分なものでした。しかしそれでもなお、現場で止むにやまれず、すでに個人的献身と努力で試みてきた者たちにとっては、社会福祉法人にすることは、その試みを維持・継続させていくぎりぎりの最低条件を確保するための現実的な選択でした。

社会福祉法人としての活動の位置づけ

一九八九年十月に、それまで〝持ち出し〟で試みてきた地域ケア福祉センターの活動の一部を、まず「福祉ホーム」として法的に位置づけ、その事業の実施主体を「社会福祉法人かがやき会」として認可を得ました。その後、順次、共同作業所・グループホーム・生活支援センターへと、制度化された事業に位置づけることによって、より安定した財政基盤を得ながら、小規模多ニーズ対応の生活支援の拠点としての場づくりを進めてくることができました。

一九八九年には文化講座的な活動プログラムを提供し、また〝福祉ショップ〟をつくり、その当時としては新しいタイプの「共同作業所」として認可を得ました。一九九五年には、街なかで数人の仲間と普通に暮らす場として、定員五名の「グループホーム」を開設しました。さらに、一九九七年には「生活支援センター」の制度化に伴い、それまで十年余り試みてきたケアセンターの活動の主要な部分を、地域生活支援の内実として位置づけることができました。先に述べた一時宿泊・短期宿泊の試みや、個別的な相談活動、同行支援、地域交流などを、地域生活支援センター「まど」の活動に位置づけました。

二〇〇〇年には、利用者からの強い要請のあった〝働く場づくり〟を「通所授産施設」という〝事業枠〟を使い、就労センター「街」として開設しました。土地寄贈を受け、企業家との協働によりパン工房と喫茶店を運営し、また、ギャラリーコーナーや多目的ホールを設けて、地域に開かれた場として活用されていくことをめざしました。コンサートなどのイベントや宅配などの販売活動を通して地域交流を高めています。障害者の働く場が、同時に地域の人々がくつろぐ場として開かれて提供されることになり、高層マンションが立ち並ぶ住宅街のなかに、緑を残し、ゆったりとした時間の流れを楽しめる場を生みだすことにより、地域に寄与しています。当事者、地域住民、関連する生活支援センターなどの施設や医療機関などのスタッフ、そして企業や自治体などとの新たな協働のしくみづくりを試みる場となっています。

当事者たちにとっては、自分に見合った働き方を試みる場となり、仕事を通して役割の担い合い方を学ぶ場ともなっています。生活のなかに〝働くということ〟を位置づけて、病気や障害がもたらす不都合や制約との折り合いをつけて、自分らしさを活かした生活をつくっていく課題に取り組んでいます。

こうした就労支援の場では、利用者の個別の生活上の課題や事情、また治療経過を考慮した働き方を支えるため、それぞれの居住地での生活支援を担っている人たちや、医療面からのサポートを得るためには治療機関スタッフとの協働が求められています。一方、企業との協力関係を通し、社会の動きのなかで就労することに伴う課題を明らかにし、一人ひとりにとっての現実の検討を支えることを迫られています。他の就労支援の場であるハローワークや職場実習や委託訓練先への同行支援、職場訪問によるジョブコーチ支援など、個別的で多様な関係の広がりのなかで、当事者を中心とした連携がますます求められています。

新しいタイプの福祉就労の場として、商品を製作して販売して、お客様にサービスする店を運営するなかで報酬を得るという経済活動を通し、社会の価値規範が、直接に流れ入ってきています。施設運営、事業展開、数値で示される成果を求められる社会の流れが強まってくるなかで、スタッフも利用者も、既存の価値に飲み込まれやすい状況に置かれ、働くことをめぐる見方や考え方が問われる厳しい場ともなっています。

場があるからこそ、確かめ合えたこと

まず、当事者がいて「その人にとって何があれば地域で暮らしていけるのか」を、この場を使って具体的に一緒に動き、確かめ合うことができました。初めに制度ありきではなく、当事者のニーズに呼応して、必要なサービスを使いやすくするため、一緒にいろいろ工夫してきました。それぞれの当事者が主体的にサービスの使い方や選び方ができるように、場の柔軟な運営が求められました。

私たちが当初から取り組んできた一時宿泊・短期宿泊の使い勝手のよさもまた、旧い体質を変えていこうと動き始めている先駆的な精神科病院の変革のうねりを背景に、当事者とその家族からの切羽詰まった気持ちに応えようとして、この場を使って共に創りあげてきたものです。

しかも、いつも生活している仲間の住んでいる共同住居の一角に「一時（短期）宿泊」の部屋があり、共通してくつろげる広間も使えて、互いの交流が持てることなど、多様な支えを当事者の選択によっていろいろに使える柔軟さが、私たちのケアセンターの特徴として表わされます。

場があることで地域社会との接点が生まれ、つながりをつくりだしていくことができます。当事者、家族、地域の世話役、地元の商店街の人たち、保健医療福祉関係者など、それぞれの持てる力が出し合われて、この場を成り立たせています。このような場づくりは、地域にある既存の資源や、多様な人の存在、知恵や経験を互いに引き出し合い、活かし合う社会資源の〝循環の装置〟ともいえます。そこに集う者たちは、困っていることや、悩んでいることを何とかしようとして、それぞれの立場でぶつかっている〝壁〟をはっきりさせて、確かめ合うことができます。場があることで、互いの姿や動きが見えやすくもなり、また自分に必要な情報や

手助けも得やすくなっています。場につながりを持つことで安心して自分や周囲に生じていることを確かめるだけの気持ちのゆとりが生まれ、互いを認め合うことができるようになっていきます。

一方で、地域の人たちが交流し、馴染み合う場を提供することで、地域に付加価値をもたらし、街づくりの一端をも担うことができます。たとえば、福祉ショップや陶芸室や多目的ホールなど、立ち寄りやすく、使いやすい場をつくることで、地域の人たちとの自然な交流が生み出されています。その縁で、生活用品や衣類、書籍などが持ち寄られ、地域のリサイクルセンターとしても機能しています。

場があることで、当事者は自分の苦しさやつらさや困りごとをその時々に表現しやすくなります。支え手にとっても、どんなとき、何を、どのように手伝えばよいのかが、見えやすくなります。自分が望んで出向いて来る場を得て、自分のペースで使えるようになると、自分のできることを見つけようとする動機づけが高まります。

それはまた、仲間と集い、出会う場として活かされていきます。いろいろな問題を抱えて、それを乗り越えようとしている仲間の姿や体験談を、直接に見聞きできます。身近に「自分もそうありたい」と思わせられるモデルを得て、自分の体験を重ね、学んでいます。また、仲間の場の使い方や社会資源の利用方法を具体的に見聞きすることで、いろいろな支援の使い方を学習しています。互いの経験をそれぞれの暮らし方に活かしていくために、必要な情報や知恵を伝え合っています。そして、場に自分を見知っている人が待機していることにより、たとえ年月を経ても、場を離れてからも、つながりを感じることができているのでしょう、いつでも立ち戻れる安心感を得て、自分の行動や生活範囲を広げていくことができています。また、新たにチャレンジして壁にぶつかったとき、いざというときに電話で助言を求めたり、直接、相談に出向いてくる場ともなっています。手紙や季節の挨拶で長年にわたるつながりを保ち、自分の歩みを伝えてくるので、確かめています。

約束ごとを通して、自分が出向いていくことを待たれるという体験を得て、行事のあるときには参加し、仲間との連帯感を味わったりしています。

このようにして、その折々の自分に合ったいろいろな人たちとの距離の取り方を試み、自分なりの生き方・暮らし方をつくる努力を続けています。就労や生活の変化などによって課題に直面したときも、自分がやれたことと、やれなかったことを振り返って確認し、その経験を自分の立て直しの糧にしています。

場があるからこそ、一人ひとりの経験が活かされ、生きる知恵として共有し合うことができ、そこで大事にされている価値を確かめ合って、社会の一員としての自覚を高めていっているのではないでしょうか。

これからの課題に向けて

集い、語らい、支え合う地域のなかの生活支援の拠点づくりに取り組み始めてから四半世紀が過ぎました。このような開かれた場としての地域ケア福祉センターの構想を描き始めてから長い長い年月が経過しました。その歩みは、絶えずの新しい試みの連続でしたが、立ちはだかる壁や流れを変えていこうとする希望に満ちたチャレンジでもあったと思います。この歩みを今日まで続けてこられたのは、この場を自ら選び取り、自分のペースで使いこなし、ひたむきに生きようとしてきた当事者一人ひとりの存在に支えられたからであり、またその出会いによってです。

この間、社会における較差の拡大があり、また社会保障を後退させていく流れなかでは、より一層のこと、そのしわ寄せが、障害者福祉の現場に押し寄せています。だからこそ一人ひとりが互いにかけがえのない存在として認め合い、表現し合える場と機会を持ち続けることで、私たちが見出している価値を、社会に発信していきたいと考えます。

社会の価値観が画一的になって、寛容さを失っている今、障害を持ちながら、より前向きに生きようとする人々の姿から、かかわる者への鋭い問いかけが、絶えずなされています。今の日本の社会にまかり通っている価値基準には収まりきれないところで回復に向けた力を発揮しようとする当事者と、かかわる私たちもまた、チャレンジを迫られ、自分の生き方を問われています。それはまた、この時代に生きる一人ひとりの生き方を認め、理解し合うことへの問題提起となり得るものと思います。

設立当初の「一人ひとりの表現や過し方が尊重されることで主体性を取り戻していくことのできる〝場〟をつくりたい」との思いや志は、その後の私たちの歩みを支え続け、そして、絶えず確かめ合われてきました。当事者の持つ可能性に信頼を置き、それを発揮する場づくりを担い、その場の力を活かしていく者同士として互いの育ち合いを大事にしていきたいと思います。

私はそうした理念に裏づけられ、展開してきた実践のありようを、次の時代に引き継ぐ責任を今強く感じています。当初の思いを形にしてきた歩みを互いに確かめ合うとともに、この場を貫いてきた考え方や見方を、絶えず言葉にして共有し合い、より確かなものにしていきたいと思います。

その一環として、今回の「かがやき会・二十周年記念の集い」も位置づけることができます。「認め合い、つながりをいかし合う社会に向けて」と題して、これまでの活動で互いに蓄積してきたことを伝え合い、これからの課題を確認し、参加と協働の可能性を切り拓いていきたいと思います。集い当日に当事者を中心として開催されたシンポジウムでは「〝壁〟を乗りこえてくる中で、私たちが得たもの：それぞれの体験の発信と共有」をテーマにして、当事者一人ひとりが「どんなとき、どのようにして困難を乗り越えてきたか」「どんな支えを使って、ぶつかった壁を乗り切ってきたか」「大変だったときに、どのようにして、何を得ることで、切り換えてくることができたのか」など、当事者だからこその実感に裏づけられた討論の場になればと望んでいます。

それが、今の社会で、分断され、孤立させられ、生活のしにくさを募らせられているさまざまな立場にある人たちとの共通課題を見出すことへとつながり、共に生きる地域づくりへの、連帯のメッセージともなり得るものと考えます。

私たちは、共に生きる社会をめざし、ひらかれた場として、さまざまな人たちの参加を得、協働のしかたにチャレンジしてきました。

これからも、より一層、障害をもつ人自身が、仲間と助け合い、学び合って歩んでいくことを大事にしたいと思います。

また、障害のある人が自分らしい市民生活を送れる環境を共につくっていきたいと思います。

そのため、メンバーはもちろん、スタッフもまた、社会の動きを展望する力と多様な人たちと組む力とを身につける必要があります。

これから、この場を引き継ぐ人たち一人ひとりがその責任を自覚し、真摯に取り組んでいくことを期待したいと思います。
そして、互いに認め合い、つながりを生かす社会に向けて、現場からの発信を続けていきたいと思います。

【初出】
一人ひとりの生き方を確かめ合う場―この「場」を使って切り拓いてきた可能性と課題、社会福祉法人かがやき会二十周年記念誌『認め合い、つながりをいかし合う社会に向けて』、一～一〇頁、社会福祉法人かがやき会、二〇〇九年

始まりのときを支えた〝場づくり〟——日本高齢者虐待防止学会十周年に寄せて

高齢者の虐待問題を浮上させ、社会的課題として提示していくには、実践的試みの場をつくる必要があるのではないかと、本学会立ち上げの数年前の話し合いのなかで、私から提案したことがありました。それは、私のなかに培われてきている〝仕事の流儀〟とも言えるものだったかもしれませんが「新しい発想による試みを持続し定着させていくには、その理念と目的に共鳴する人たちが集える、開かれた〝場〟が必要である。そのような場では、一人ひとりが経験や知恵を持ち寄って自分の役割を担っていくことで、多様な人のつながりが生まれ、活動が広がっていく」との考えに根ざしているように思います。

新しい取り組みを維持・発展させ、社会的システムとして位置づけていくには、その趣旨に賛同する人を得て〝試みの場〟を創出し、経験を蓄積し合うことが大事な一歩と考えます。

かつて、精神障害者の地域生活支援の場を制度化以前に有志で立ち上げたときの私自身の経験を通しても、そのことを実感させられました。私たちが、地域独立型のケア提供の場を設立したことで、当事者の切実な声が寄せられ、それに呼応して新しいサービスを創出し〝障害者が地域で暮らす支えのしくみづくり〟に向けて、提言することができました。また、新しい研修会や活動を立ち上げる知人や友人たちに、その新たに設立した場の建物の一部を提供してサポートしてきた経験からも、試みの場の持つ重要性を学んできました。例えば、看護や福祉の実践家たちが自主研究会を発足させようとしたときなどに定期的に集まれる場として提供し、活動の継続を後押ししてきたことが幾度もあります。疾病や障害を持つ人たちが、それぞれにセルフヘルプグループを立ち上げていく過程で、集まりやすい場として夜間や休日も利用できるようにし、その活動の継続を側面からサポートできたこともあります。加えて、立法府に身を置いて厚生労働関連の法制度化に携わった経験をも活かして、お役に立てることがあればと思い、皆さんと歩みを共にした次第です。

新しい社会サービスを創り出すとき

一般に、新しい社会サービスを創り出すには、地道な助走の時期が必要とされます。それは、社会の動きや要請を感知し、潜在するニーズを汲み上げていく試みであったり、調査研究によって問題の所在を明らかにしていく根気を要する作業であったりします。それらはまた、人々に広く呼びかける裏づけともなり、社会全体の責任において担うべき課題として、合意を形成していく基盤ともなり得ます。

本学会の前史ともいうべき準備時期においても、そうした助走の時期があり、数年にわたる試みや働きかけが続けられました。当時は、まだ高齢者の虐待の問題が社会的処遇のあり方を象徴しているものとしては受けとめられず、人々の関心も向けられていない状況でしたから、まずはその実態を具体的に把握し、提示していく手段を開拓することから始める必要がありました。高崎絹子先生が高齢者虐待問題に取り組む原点となったのは、認知症の家族の会の方々との触れ合いであったと伺い、私もまた、三十年余り前に精神障害者やその家族との出会いによって、地域ケア福祉センターの立ち上げに取り組んだことが思い起こされました。

そこで、虐待問題に悩み、困っている当事者からの切実な声が直接届けられてくる場や機会をつくって、その対応を検討しながら、取り組むべき課題を明らかにしようとしました。その議論のなかで、高齢者虐待防止・予防支援のセンター的機能を担う場を構想し、その実体化に向けての具体的な道筋を共に模索してきました。

担い手づくり、そして場づくりへ

そもそもの始まりを振り返りますと、もっと以前にさかのぼります。一九九四年から、私は高崎先生が所属する大学院において、老年看護学講座のゼミナール講師として「地域ケアにおけるスーパービジョン・コンサルテーション」を担当し、現場からの問題を提起し、教員や院生たちとの討論を深め合っていました。また、院生たちを実践の場に迎え、ケアの担い手たちにとってのスーパービジョンの必要性と課題について、学び合う機会を提供してもいました。院生たち自身が実践的能力を高めると共に、看護専門家としてスーパービジョンを担う能力を習得することを期待して、毎年ゼミナールを継続してきました。

こうした実践と教育と研究とを統合的に進めていく大学院教育のあり方を共に論じ合ってきたこともあって、高崎先生が、大学キャンパスの外に、高齢者虐待の相談の場をつくることへと踏み切られました。

私もまた、そのような提案をした責任も感じて、新宿の大通りに面したビルの小さな一室を提供することにしました。そして、互いの持つ時間や技能、物品や資金などを工面し合いながら、試みの場を立ち上げることができました。

それは、既存の保健所や病院の窓口としてではなく、また、自治体の関係機関や施設に付設された窓口でもない、自前の、高齢者虐待問題に特定した相談活動を担う場として出発できました。高崎先生をはじめ、大学の老年看護学講座、地域看護学講座、精神看護学講座の教員や院生たち、また虐待問題の実態調査を担った現場の保健師たちが、相談の担い手として、積極的に参加することで、一九九七年に「電話相談サポートライン」が発足しました。私は、その相談活動を担う院生、現任の保健師、看護師たちへのスーパーバイザーとして加わりました。一人ひとりが自分の相談内容を逐語的に記述化し、それを持ち寄り、検討し合って、必要な支援と課題とを明らかにしていきました。

生きた情報を受信・発信する場を得て、多様な人とつながる

当事者からの声が届けられてくる場を持つことで、私たちは、より具体的に高齢者の虐待問題を把握し、その対応方法を深め合うことができ、社会に発信して

いくための足場を獲得しました。そして、相談を動機づけられてきた人の表現を支え、抱えている問題を理解し、関連資源を掘り起こしながら、利用しやすい支援の場や人につなぐ働きかけも試みました。

虐待問題が顕在化してくるまでには、当事者、家族、支援者、地域住民などの人間関係がいろいろ絡み合っていて、それぞれの人の置かれている立場や、互いの間の緊張や葛藤が長年にわたって続いてきている状況が背景にあります。相談を持ち込んできた人との確め合いを通して、誰がどのような状況におかれ、どんな支援を必要としているかについてアセスメントし、その後の支援の手がかりを見出していくことが求められました。

一般市民向けのシンポジウムを開催したり、また、ジャーナリストの理解や協力を得て、新聞・テレビの報道などを通しても社会に呼びかけました。支援を必要としている人に情報が届いていくようにと、発信のしかたにもいろいろと配慮をしました。

新聞に掲載された「電話相談サポートライン」の小さな記事の切り抜きを何カ月も所持していた人から相談の電話があったときには、当事者の苦悩の深さや、第三者への開示の困難さを改めて思い知らされもしましたし、それに比べたときの現実の支援体制の乏しさを、一層のこと痛感させられもして、さらなる働きかけを動機づけられました。

匿名性が保たれ、心身の負担が最小で、費用や手続きがかからないなどの電話相談のメリットによって、それまで相談できずにいた人が、脅かされずに語り出す、そのきっかけとなるようにと願って、情報提供や対応の方法について検討を深め合いました。繰り返しの電話相談を重ねた後にようやく表現できるようになった人と、必要な支援について確かめ合うことが可能となり、それによって地域の保健師や関係機関の職員につながり、支援ネットワーク形成への手がかりを得ることもありました。

この電話相談活動の試みは、相談の担い手たちにとってもまた、実践的教育訓練の場として活かされました。私にとっても、その場でのスーパービジョンが大学院ゼミナールの一環として位置づけられたことで、教員や院生たちとの共同研究に加わり、実践の場からバックアップすることにもなりました。

枠組みのゆるやかな場には、その趣旨に賛同する個人が主体的に参加しやすく、また、それぞれが自分を活かす加わり方や人との組み方を身につけることができ、そこでの試みが持続し、活動の継続性が保障されることになります。このような複合的な受信・発信の場が活かされて、司法、立法、行政、ジャーナリズムなど、多様な領域の人々との〝ヨコのつながり〟にも恵まれ、問題意識を共有していきました。それぞれの領域において蓄積されている知見が持ち寄られ、多方向からの検討と働きかけが得られたのでした。それによって「本学会の設立」、そして「法制度化への働きかけ」、さらには「現実の課題への取り組み」へと歩みが進められていきました。

方法としての場づくりの可能性

新たな社会サービスを創り出していく原動力は、既存のサービスでは見過ごされ、制度の狭間で悩み、困っている人の存在を実感することにあると言えます。今回の〝場づくり〟もまた、そうした実感を高めることにもなり、新しい取り組みを底支えする方法でもあることを再確認することができました。新しいことの始まりを支える基軸としての場が、人と人とをつなぎ、それぞれの経験と知恵を活かし合って多面的なアプローチを導き、ひいては社会への発信力をも高め得るものであることが、実証されたと言えるのではないでしょうか。場のもつ可能性に期待して、これからも〝試みの場づくり〟にチャレンジし続けたいと思います。

【初出】

虐待問題を浮上させ、社会的課題として発信する試みの場―始まりのときを支えた場づくりを振り返って、日本高齢者虐待防止学会十周年記念誌、二〇一三年

〝生活すること〟と〝働くこと〟

就労センター「街」の十年の歩みのなかで
互いに培ってきた経験と知恵

障害を持つ人が、さりげなく「地域で暮らし続けられるように」と願って、私たちは、当事者や家族と共に集い支え合う場づくりをすることから始めました。当事者が、自分の時間を組み立て、心地よく過ごし、気の合った仲間たちと交流し、自分の好きなことや担えることを見つけて、他の人と一緒に何かをやり遂げていくことを大事にしてきました。

こうしたケアセンターでの活動を積み重ねてきたなかで、当事者の「働きたい」との思いが確かめ合われ、それを試みる場を一緒につくってきました。

そして、新宿区・落合の地で育まれた緑にあふれる高良興生院の跡地の寄贈を受け、当事者や家族の思い、地域の支え手からの要請、専門家の経験、また企業家の知恵などを結集して、二〇〇〇年に、働く場としての就労センター「街」を立ち上げることができました。

地域に開かれた就労センター「街」

住宅地の一画におしゃれな店をつくり、地域の人々がお茶を楽しみに立ち寄り、メンバーたちがサービスを提供する、そのように地域のなかで憩いとくつろぎとを提供する場が、障害者の働く場となることを私たちはめざしました。地域の人たちをお客として迎えて、メンバーたちがパンとクッキーを焼き、おもてなしをすることで、自然な触れ合いが生みだされていく場にしたいと思いました。

それから十年余りが経った今、就労センター「街」は、当事者たちの働く積極的な姿を通して地域に根づき、人々に役立つ場となっています。当事者・家族・支援者・専門家・地域住民・企業家など多様な人たちが集い、それぞれの時間・知恵・経験・お金などが出し合われて、協働のしかたを探り続ける場として活かされてきています。

木々に囲まれ、川沿いの小道に面したお店は吹き抜けのガラス張りの造りで、四季折々の憩いの空間をこの地域にもたらしています。桜の古木を囲むテラス、青葉や紅葉の眺め、回廊に沿って咲く花々など季節ごとに心地よい空間が喜ばれています。静かな住宅街でありながら交通の便もよく、遠くからも、知人や友人たちが仲間の集まりなどに利用して、私たちの試みにエールを送ってくれています。

メンバーも支え手も、利用客も地域の人たちも、顔の見える関係を通して、互いのつながりを感じ合っています。子ども連れのお母さんたち、近所のタクシー会社の運転手さんたち、絵画・音楽・手芸・写真などの趣味の会や、碁会所帰りのお仲間の集まり、ヘルパーさんと一緒の車椅子の高齢者、犬の散歩がてらの人などが、それぞれの生活感を漂わせながら、メンバーのサービスを求めて来店しています。この場に加わってくる人たちが、それぞれに新しい経験を重ねながら、互いを理解する幅を広げています。

お店では、パンやクッキー、ハーブティーや有機コーヒーなどの商品を通して言葉が交わされ、金銭のやり取りが行われ、お客さんの喜ぶ表情や、くつろぐ姿が見受けられ、メンバーたちの体験を豊かにしています。また、持ち帰りのパンやクッキーを通して「街」のことが人から人へと伝えられて、地域の会報やタウン誌や関連団体のパンフレットにも取り上げられ、広がっています。また、協力企業や大学や関係機関への外部販売活動では、異なる組織や団体で働く人たちと触れ合うことを通して、自分たちが理解され、応援される体験を得て励まされています。地域のイベントやバザーへの出店は他の出店者との交流の機会ともなり、また日々の活動のアッピールの場として、社会へのメッセージ発信となっています。

十年の歩みのなかで、確かめ合えていること

就労センター「街」を開所するにあたって、私たちは「当事者・地域住民・企業・専門家が出会う仕事場を創りたい」との思いを強くして、広く参加と協働とを呼びかけました。そして、当事者と共に「いまひとつの働き方」を創り出そうとして、それまでの医療や福祉の領域を超えた、さまざまな立場の人たちとの組み方にチャレンジしてきました。

就労センター「街」では、メンバーの「働きたい」という漠然とした憧れや思いを現実のものとするために、試みの場と機会を提供し、実際に働く体験を通して、一人ひとりが直面する現実的な課題をはっきりさせて、それに取り組んでいくことを支えてきました。

「働くということ」は、メンバーにとっては、一定の時間その場に身を置き、身体を動かし、他の人と協力して作業をやり遂げていくことを求められます。また、自分の日々の生活のなかに〝働く時間〟を取り入れて生活のバランスをとりながら、体調を整えていくことも必要とされます。

働くことはその人の生活の一部でもあるので、働く場で浮上してくる問題には、その人が自分自身の生活のなかに「働くこと」をどう位置づけているかということや、自分の病気の受けとめ方、コントロールのしかたなどが反映されています。私たちは、メンバー一人ひとりの生活のしかた、病気との折り合いのつけ方を尊重しながら、それぞれが働く時間帯、作業種目、通所日数など、自分の働き方を選択していくことを大事にしてきました。

このことは就労センター「街」の「三周年記念の集い」のときに開催したシンポジウムのテーマでもあった『それぞれの働き方があっていい』に表わされています。その会の話し合いで、一人ひとりが自分の働き方の選択を尊重されるなかで自分らしさを発揮し、自己評価を高めていることが具体的に確かめ合われました。

一方で、地域ニーズにそった店舗の維持運営を担いながら、一人ひとりの働き方を支え、個別的な課題への取り組みを支援するスタッフにとって、その負担は増してきています。支援するスタッフには「メンバー一人ひとりの〝働き方の選択〟を支えて、合意を形成していくための面接や試行期間の提供」「働く場面におけるメンバーの動きを見守りながら、振り返りの機会を持ち、個別の課題を確かめ合い、対応すること」「新しい利用希望者の受け入れに伴う関係者との合同の話し合いと対応」「家族や保健師やケースワーカーなど生活の場の支援者、あるいは治療者との連絡・調整」などのメンバーの個別支援のほかに「喫茶とパンの製造・販売などの事業の展開」、それに伴う「飲食品を扱う店舗の清潔の保持」「従事する人の衛生管理の徹底」「さまざまな業者や施設利用者との折衝」「建物設備の維持・管理」「関係機関や協力団体との連携」など、多岐にわたる対応と配慮が必要とされています。

それらを、福祉就労施設として定められている少ない人員で担うことは困難を極め、かがやき会全体によるサポート体制を組み、対応してきました。それでもなお、お店が地域に根づくにつれて、地域の催しへの会場提供、外部販売など、忙しさは倍加し、他方、利用を希望するメンバーもまた、多様化し、より個別的な支援への要請が高まっています。

このような現場であるからこそ、スタッフ一人ひとりが自からの実践を振り返り、メンバーとのかかわりや就労支援の方向性を検討し合う場を確保する必要があります。「街」設立以来、今日まで、定例（週一回）の「スタッフミーティング」および「ケースカンファレンス」を持ち続ける努力をしていますが、その振り返る場では「なぜ、何のための地域のなかでの店舗運営なのか」と原点に立ち返って絶えず問い続け、それぞれにとっての体験を意味づけ、経験のが蓄積されていくことを目ざしてきています。

そうしたなかで、メンバーたちのチャレンジする姿に励まされながら、私たちは働くことを底支えしている生活の場の支援者や、医療福祉関係の職員、そしてさらに、企業などの就労支援関係者との連携を図ってきています。

しかしながら、現実の施策は、このような場の果たす意義や役割を認め、その維持をバックアップする方向にはなかなか進んでいきません。目に見えるサービスを細切れにして数量化を図り、出来高払いの給付事業に切り替えを行うことによって、現場に請求事務量の増大と手続きの煩雑さをもたらしています。また、実際とそぐわない対象者の区分や、サービス利用の期間の限定など、法制度の変更によって、当事者にとっての使いにくさが増しています。この制度変更にあたって、就労センター「街」では、メンバーもスタッフも、家族も支援者も、それぞれに蓄えてきた経験を、これからの取り組みに活かそうとして議論を重ねてきました。

就労センター「街」が、当事者たちにとってどのような場として使われてきているのか、この十年間を振り返ってみますと、一つには、一人ひとりが自分の生活設計に向けて働くことを選択し、自分なりの働く意味を見出してきているということがあります。

そして、いま一つは、働くことを通して、人とのかかわりや社会とのつながりを実感しながら、それぞれが自己発揮の機会を獲得し、自己肯定感を高めていることが確かめ合われています。

次の項では、上記のことがらを中心に、立ち上げから十周年を迎えた就労センター「街」の歩みを見ていきます。

それぞれにとっての〝働くこと〟の意味

就労センター「街」では、メンバー一人ひとりが「働くこと」を日々の自分の生活のなかに位置づけ、その意味を確かめ合いながら、それぞれにとっての〝自分らしい働き方〟を見出そうとしています。働いて報酬を得るという目的の他に、他の人と力を合わせて仕事をやり遂げ、達成感や充実感を持ち、自分で自分の時間を組み立てて使っていくことを経験することで、役立っている自分を認め、周囲からも認められる経験をつくりだしてきています。

また、仲間が生き生きと働く場に出向いて行くことで、自分の生活のリズムをつくり、自分にできることを見出し、体調のコントロールをしています。既存の就労支援の枠では対応されない状態であっても、その場に自分のできることを見つけていくことを、生きる張り合いにしている人も見受けられます。

こうした一律的ではない多様な動きが保障される場では、それぞれにとっての体験や、周囲の人の動き方を見聞きできるので、学び合いが多面的なものになります。また、このような場にはいろいろな人が出入りし、その人たちからの反応を得られるので、コミュニケーション力が高められます。また商品や金銭のやりとりを通して〝社会の風〟が入ってくるので、現実的な課題にも直面して、それぞれの人の持つ見方や考え方が浮き彫りになり、互いの価値や信条が問われてくる場面にもしばしば遭遇します。

今の社会では、効率性が重視され、均一化された商品を大量に生産し、収益を上げることが追求されている一方で、目に見えにくいものの価値は軽視されています。しかし、私たちの就労センター「街」では目の届く範囲で商品をつくり、顔の見える人との関係でその受け渡しが行われ、役割を担い合いながら、役立っている自分を確かめることができます。働く仲間たちと互いに担えることを見出し合って、一人ではできない作業をやり遂げていく充実感を高めています。就労センター「街」では、一律的・画一的ではない発想や取り組みが尊重され、そのなかで一人ひとりが自己発揮を促されて、より肯定的な経験を積み重ね、成長していく実感を持つなど、その場に生みだされている目に見えない付加価値が大事にされてきています。

その過程では、葛藤や壁や困難さは多々ありますが、それらは自分たちの領域で抱え込めるものではなく、社会全体において、より柔軟で多様な労働や雇用のあり方を創っていく方向がめざされるところであり、働く私たちすべてに共通する課題として受けとめていきたいと考えます。

自己肯定感を高めていく場としての使われ方

人は、自分の選び方が尊重され、試みの場や確かめの機会が保障されることで、経験と知恵を蓄積していくことができます。したがって、そうした体験を持ちにくい人の場合は、失敗しても立て直しを支えられることへの安心感が持てると、自ら取り組むことを動機づけられ、そのなかでのどのような経験も、意味あるものにしていくことが励まされます。

ここ「街」では、自分に見合った働き方を選択できることで、現実検討がしやすくなっています。さらに、ほどほどの距離で見守られるなかで働いているので、脅かされずに試してみることができます。自分が、どのようなときに、どのようなことでつまずきやすいのか、またどのようなサポートがあれば、自分を立て直していけるのかを、具体的な場面を通して学んでいます。

例えば「働くのは無理ではないか」と案じられていた人が、自分から〝働くこと〟を選び取り、仲間が働く場所で、自分の過ごし方が認められる体験を得て、体調をコントロールする努力をし、通所し続けています。そのような姿に直接触れることで、仲間や周囲の人からの見方も変わり、状態によって働き方の選択ができる安堵感がもたらされてもいます。また、言葉による表現が苦手で人との交流を持ちにくかった人が、働く場面では手際のよさを発揮でき、仲間や周囲の人から認められる体験を得て、自信がついて、自から声かけをする機会も多くなっています。やがて、その人はスタッフに対して同行支援を求め、一般就労に向けた面接に踏み切っていきました。

このようにして、働く場で、自分のできることを確かめ、人とのかかわりや社会とのつながりを実感して、自分の存在を肯定していく体験を積み重ねています。当事者仲間の生き生きと働く場に自分も加われることで、いろいろな経験を持つ仲間との交流ができ、互いの経験を活かし合っています。

例えば、一般就労を試みている仲間が、その仕事帰りに相談に立ち寄っている姿を見聞きできるなど、その人のチャレンジやつまずきの体験が、他の仲間たちにも活かされていきます。また、就労センター「街」が、地域に根ざしたお店ともなっているので、さまざまな人々が立ち寄りやすく、敷居の低い相談の場になって、就労の継続が支えられています。どこに行けばどのようなサポートが得られるかという情報を得たり、自分の経験したことを伝えたり、仲間と情報交換し合える場ともなっています。

自分らしい生き方や生活を見出していくチャレンジの場

私たちは、生活支援の一環として就労支援を位置づけ、働くことを切り口に、一人ひとりの生き方・暮らし方・病気との付き合い方についての課題を確かめ合い、それへの主体的な取り組みを支えてきています。

メンバーにとって、病気を抱えながら、自分の生活や暮らしをつくり、働くということは大きな挑戦です。就労支援制度は、働く作業場面に焦点があてられて、考えられています。しかし、実際には、メンバーが働く場に姿を現わすまでには、生活面でのいろいろな対処が必要とされています。掃除・洗濯・買い物などをし、睡眠をとり、起床して、朝食を摂り、身なりを整える、移動手段を使って定刻までに働く場に到着するなどの諸々のことが、働くときにはその前提となっています。定期的に外来へ通院し、服薬を継続するなど、病気のコントロールに気を配ることも、働くことを選択する大前提としてあります。また、役所に出向いて、医療や福祉のサービスを利用することに伴う諸手続きをすることも、必要とされます。

これらのある部分や側面のサポートは、家族や身近な人から得られる場合もありますが、一人暮らしの人は、生活面や医療面などのいろいろな支援を使っていくためには、その情報を得たり、申請の手続きをすることを求められます。それらのことは、何も精神障害を抱える人だけの特別なことではなく、働く人のほとんどが、直面していることでもあります。しかし、たいていは家族の手助けを得たり、家事代行や業務委託などを利用して対価を支払って直接調達することができたり、社会的サポートを活用できる条件や環境があってはじめて日常の暮らしを成り立たせて、働き続けることができていると言えます。

「街」でのこの十年間の当事者たちとの歩みを通して、改めて痛感させられていることですが、福祉就労の場では、いろいろなサポートを得て働き続けることのできている人たちから学んでいく必要があります。病気との折り合いをつけ、自分の状況に合わせた働き方を選択できるような就労環境を創り出していくことです。今後は、社会の側が、より柔軟で多様な労働環境へと変化していかなければならないのではないでしょうか。就労センター「街」で、当事者たちと共に取り組んできていることは、私たちの社会の全体を、より柔軟で、多様な働き方を可能にする方向へ進めていくときの一つの問題提起となり得ると考えます。

以上、就労センター「街」は、一人ひとりが〝働くこと〟を自分の〝生活すること〟のなかに位置づけて、必要な医療や福祉のサービスを活用し、自分らしく生きていくための〝足場〟として、さまざまな使われ方が試みられてきています。そのような場につながっている安心感によって、ここことは異なる働く場を選び取り、新たな試みにも挑戦していっています。

そうした動きのなかでも、困難さに直面したときには〝いつでも立ち戻れる場〟としても「街」が使われています。それまでのスタッフとの支援関係が活かされ、一人ひとりが、つまずき、行き詰まりの体験を表現し、立て直しを支えられて、それぞれは〝失敗〟の経験から学び、次に活かしていく場にもなっています。また、いろいろな場で就労した経験を持つ当事者たちが集うOBミーティングが定期的に持たれ、仲間相互の経験が活かされ、学習を積み重ねています。

こうした使われ方をしている就労センター「街」は、当事者一人ひとりの主体的な歩みを支えていくための社会のしくみの一つとして位置づけられ、活かされていく場であり続けたいと願っています。

【初出】

これまでの歩みの中で互いに培ってきた経験と知恵、Ⅲ．就労センター「街」十年の活動を振り返って、二七～三二頁、就労センター「街」十周年の集い―就労センター「街」それぞれにとっての十年、社会福祉法人かがやき会、二〇一〇年

地域で生きる支え

支え合いの〝場〟づくり

地域ケアの実践における〝場〟の特徴

ケアの営みは、健康問題に関して援助を求める人を〝生活する人〟として包括的にとらえて、その人が自己対処能力を発揮し、健康度を高め、成長していくことをめざして行われる。そのためケアの担い手は、援助を求めている人が自分を表現したり、安心感や安定感を得て自分の課題に取り組めるように、環境や状況に働きかけている。ケアの担い手の関心は、援助を求める人が置かれている状況にストレスを与えない加わり方で、問題が突出しないですむように環境をつくり、互いに自己対処能力を高めていくことにある。

援助を求める人を取り巻く空間、人、時間、日常の営みの場面をも含めた地域ケアの〝場〟は、援助を展開するときの基盤である。そして、地域ケアの場は、目に見える形で具体的に示される言葉、振る舞い、表情、場への加わり方などを通して、こころの健康問題を浮かび上がらせる。〝場〟を共有すると、目に見えにくいこころの問題を、具体的な場面や出来事を通すことで、見えやすくすることができる。

さらに〝場〟が内包するものは、利用者が安心感や安定感を育むことのできる守られた空間であり、それは人の気配があり、適度なまなざしを受けられる〝居場所〟としての働きによるものと言える。また生じていることを判定されずに、利用者が自分の課題を確かめ、取り組んでいくための時間の猶予をもたらし、利用者が自己決定していくために必要な情報が場では得られる。つまり、地域ケアの場づくりには、利用者が安心して自らの課題を確かめられる機会や場面を生み出すといった働きも含まれる。

私たちは、地域ケアの担い手として、そのようなケアの利点が生かせる場を持ちたいという思いから、ケアセンターの場づくりに取り組んできた。そうした地域生活支援のための場づくりに向けて、当事者を中心に、看護師や家族の他に、ケースワーカーや保健師などが協力し、手づくりの作業が進められた。ケアセンターに最初に入居した利用者は、長期にわたって入院生活を送っていた人たちだったこともあり、身体的ケアと一日一回の食事の提供、生活環境を整える手助けなどが必要とされた。このため、私と長年来の仕事仲間たちに、ボランティアとして協力してもらった。精神障害者の生活の場では、干渉し過ぎないことや、適度な距離感を維持することがとても大切であり、また最もむずかしいことなので、ケアの理論に共鳴する仲間たちに協力を求めたのである。

また、ケアセンターと道を隔てた法人の収益事業用マンションに一人のスタッフが居住することによって、夜間や早朝にも、対応できる体制がつくられた。このスタッフが、入居した利用者の日常生活を脅かさないで見守ったことが、場の雰囲気を維持する上で重要な役割を担うことになった。

地域で活動することの困難さ

従来、先駆的な共同作業所や共同住居の提供では、個人的な善意や献身的な努力によって部屋や建物を確保する交渉をしたり、借り上げ資金を集めたり、また自ら出資することによってその活動を展開してきている。公的な補助は、実績が評価されたのちに認められるものであるため、最も困難な活動の開始時期には、家族やボランティアによる協力に負うところが大きいが、その支えのネットワークもまた、活動を始めようと志した者の努力によって担われている。

地域のなかに活動する場所を得ることは、とてもむずかしい。近隣住民には精神障害者の言動に対する不安感があり、また迷惑行為への懸念なども強いため、住民から〝場〟を提供されることは少ない。また都市では土地や建物を確保するには莫大な資金が必要で、部屋を借り上げるにしても経済的負担が大きい。民間団体の活動が周囲から信用を得るには、さまざまな配慮や住民への利益の還元などの実績を示さなければならない。一般に、活動の初期にはそうした実績はまだないので、周囲から信用を得ることは、むずかしいのである。

私たちのケアセンター設立に向けての取り組みは、これら初期の困難さをクリアできていた点で、恵まれていた。それは、精神障害者である身内の将来を案じ「自分たちの土地や建物を利用してほしい」と考えていた家族と、地域生活を支える拠点づくりの構想を長い間、温めてきていた看護師との出会いによって、出発することができたからである。土地と建物の提供者は母親の遺言にそい、自分の兄と弟が「長年の病院暮らしから地域での普通の暮らしに戻れるように」と望んでいた。家族と看護師は、地域のなかの生活支援の場づくりのイメージを共有するために話し合い、基盤づくりをした。互いの経験から切実に感じてきた思いを出し合い、確認し合うことから、それは始められた。ケアセンターを開設するまでの数年間は、障害者を抱え込まざるを得ない重い歴史を背負って生きてきた家族と、ケアの担い手としての看護師が協働するために必要な、互いの信頼づくりの時期でもあった。

家族がこのような〝場〟の提供を思い立ったのは、家族が障害者を〝丸抱え〟することなく、他の人の力を借りながら、支えていく必要性を体験したからである。家族は、障害者が療友と一緒にいる場面に居合わせたときなど、自分たち身内には見せていない面に気づかされた体験から、他人と交流する場や機会を持つことが必要なことに気づいていく。家族が、そうした体験を安心して語り合えるような、信頼できる専門家と出会うこともまた必要である。

ケアセンターづくりを担った看護師がそれまでかかわっていたので、最初の時期にケアセンターを利用した家族の多くは自分たちの苦労を安心して語り、そのことを支えられる体験を通してこころの負担が軽くなり、本来の家族としての役割を担い直していった。

地域に開かれた〝場づくり〟——特殊な場と見られないための工夫や配慮

利用者やケアの担い手たちが集い、生活し、また相互に成長し合う場としてケアセンターが活用され始めた時期には、地域に向けてより開かれた場となるようにと意識的にさまざまな試みが行われた。提供者の私的な意思を、より社会的なものにしていくこと、ケアセンターの活動に対する周辺住民の不安のまなざしを信頼に変えていくことへの配慮は、地域に開かれた場づくりにとって、きわめて重要である。そのために、特定の人たちだけでなく、さまざまな立場の人が、できるだけ多く出入りする姿が見えるように試みた。

ケアセンターは、既存の民家を改築して出発させたが、その際、住居の他に通所して来られる場所をつくることで〝施設化〟を防いだ。また、多目的使用の研修室を付設して、地域住民やセルフヘルプグループなどの幅広い人たちに利用してもらえるような構造にした。また、日中には利用者が過ごすための活動プログラムとして、利用者が直接いろいろな人と触れられるように、特技を持つボランティアを迎え入れた。さらに住民と交流する機会を生み出し、相互理解を深めることをめざして「福祉ショップ」の運営を行うことにした。

また、地域にケアセンターの存在が受け入れられるように「特殊な人たちだけが集まる場所」と見られないようにするため、初期の活動では、時間をかけて広がりをつくるための工夫をした。増改築工事を近くの建設会社に依頼することもその一つであった。ケアセンターの趣意書とパンフレットを開設前につくり、近所にはそれを持参して挨拶して回った。周辺の住民から工事騒音の苦情が持ち込まれたときには、それをきっかけに土地提供者と一緒に訪ね、話し合いを持った。また、周辺住民が認知している近くの専門学校に協力依頼し、その学生二〜三人の居住場所を一時的に好条件で貸した。また、外国からの留学生にも一室を提供するなど、利用者と一時的に生活の場を共にする若者たちを迎えた。寺の住職や社会福祉活動にかかわっている住民など地元の世話役からの協力を得たり、バザーなどの活動を通して、さまざまな人がケアセンターに出入りできるようにした。がん患者と家族の会、在宅看護研究会、ターミナルケア研究会の学習会など精神保健領域以外の人たちにも、定期的に集まる会場として場を提供した。

このように、さまざまな立場の人に集う場や機会を提供し、バザーを開き、その案内チラシを周辺の各戸に配布しながら顔を合わせるようにするなど、周辺住民から特殊な人の集まる場と見られないような働きかけを積極的に行っていった。

直接的な支え手を支える

ケアセンターを〝ケアの場〟とするための環境や条件を整備する〝場づくり〟の時期を経て、活動を展開し始めた時期には、ケアの継続性が保障されることを重視した。そのため、利用者を支えてきた人が支えつづけられるように相談に乗り、場を提供することによって利用者を中心としたサポートシステムを構築することに重点を置いた。

したがって「ケアセンターをどのような立場の利用者が活用していったか」という局面から振り返ってみるならば、ケアセンターを利用した人が誰であるかによって、いくつかの時期に分けることができる。

すなわち、ケアセンターづくりを開始した初期には、本人の直接的な支え手としての「家族」が、主にケアセンターの利用者として登場してきた。

次に、精神科病院の地域に開かれていく活動が活発に展開された時期と重なったことで「病院で働いている看護師」が、患者の退院を促す〝足場〟としてケアセンターを利用した。このことはケアセンターの責任者が看護師であったことによって、より促進されたと言えよう。

そして「保健所の保健師」が、また「福祉事務所や病院のケースワーカー」が、さらに「当事者」がというように、ケアセンターへの利用者の登場のしかたは、時期とともに変化していっている。

家族による利用を支えるとき

ケアセンターの活動を始めた当初は、地域で直接支えている家族が担い続けてきた負担を軽くできるよう、家族を支えることで、利用者のそれまでとは異なる自己発揮の動きを動機づけていった時期ととらえられる。ケアセンターづくりを進めてきた私は、それまでの相談活動のなかで、家族が、一緒に暮らす負担の重さから本人の退院希望に添えないで悩んでいる場合、一緒に暮らすなかで家族が対応に行きづまり、利用者の将来に不安を募らせている場合など、家族を〝抱え込まざるを得ない状況〟から解いていくための〝場〟の必要性を感じていた。ケアセンターをつくった当初は、家族も自分だけで抱え込まずにすむ場をつくることへの期待を持って、ケアセンターづくりに積極的であった。

病院の売店づくりや喫茶店づくりなど〝患者の働く場〟をつくった経験のある家族を招いて、その経験談を聞く会を開いたり、家族たちが集まって共同住居に必要な枕カバー、シーツ、布団などの生活用品を揃えたりした。また、手芸品をつくって展示販売したり、開所式の招待状の発送などの準備作業に加わったり、家族によるボランティア活動から、ケアセンターづくりは始まったと言える。また、作業所の開所当初には、家族も交替で来所者と一緒に過ごしたり、手芸を教える役割を担ったりした。

このように、家族が〝抱え込み〟の姿勢を変えていきながら、私たちはそれぞれが抱えてきた問題の解決に向けて一緒に取り組んだ。同じ問題を持つ家族が互いに支え、励まし合う機会を持つことによって、安定感を高め、それぞれの利用者を他の家族と一緒になって支えていくことを通して別の対応のしかたを学んでいた。家族の悲壮感や期待感が少しずつ軽くなるにつれて、それぞれの利用者もまた、ケアセンターの利用が自分を楽にすることに気づき、自己発揮を促されていった。

ケアセンターの活動が軌道に乗るにつれて、次第に、家族会では家族同士の体験交流会や学習会などを開催したり、役割を分担して自主的な運営を行うようになっていった。七宝焼教室、コーラスなど、家族が週末の一日、個人として楽しむ場を持ったり、家族同士の気晴らしや旅行などを計画したりすることで、つながりや支え合いが活かされていった。

病院スタッフによる利用のとき

病院が長期入院者の退院を促進し、社会復帰活動にも積極的に取り組み始めた時期には、その影響を受けてケアセンターには病院スタッフから「退院後の居住サービスとして利用したい」という希望が多く寄せられるようになった。退院を進める病院の看護師やケースワーカーに、ケアセンターを利用してみるように動機づけられた患者を優先して迎え入れた。そして、病院の支え手との関係を継続しながら、新しい場でのケアを受け入れられるように、関係の広がりをつくっていった。退院を促し、病院生活から地域生活へという場の変化を支え、病院スタッフと共にかかわれる場をつくった。

利用者の生活上の課題を、利用者と病院の支え手とケアセンターの三者で確認し合い、それぞれが果たしている役割を話し合った。そうすることで「地域生活の定着に必要な援助は何か」を、確かめることができた。

ケアセンターの活動が進むにつれ、時期的には、次第に病院が自前で共同住居をつくるようになったり、訪問看護やデイケア活動が本格的になり、病院スタッフも一人暮らしの利用者を支える活動ができるようになっていった。それに伴い、ケアセンターの利用は、退院準備のための外泊の場、新しい生活を始めるための課題を確認する場として「一時宿泊」「短期宿泊」の希望が多く持ち込まれるようになった。

地域の保健師によるによる利用のとき

保健師は、地域で精神障害者の生活を支える活動に取り組むなかで、地域にケアを展開するための受け皿を持っていなかった。保健師は行政機関の職員としての立場上、利用者を継続的に見守ることが阻まれるような配置転換がなされたり、一人の保健師の負担が大き過ぎることなど、精神保健活動に熱心な保健師が、自分の行っていることを組織のなかで認められていくことは困難な状況にあって、孤立させられやすかった。また、利用者が引きこもり続けたり、なかなか新しい行動をとれなかったり、あるいは同じような問題を何度も引き起こしたりするため、保健師が行きづまりを感じることも多かった。地域のなかで問題行動が突出して、対応困難となって、早急な解決を迫られることもあった。

このように保健師が個別にかかわるなかで困難を感じたとき、ケアセンターの利用を動機づけ、受け持ちの障害者やその家族に居場所や相談に出向ける場所をいつでも保障するようにした。そうすることで、保健師が利用者からの要請に対応しながらも、問題が明確にできないでいる場合、あるいはまた自分の役割が見えずに行きづまりを感じたりしている状況を、ケアセンターの場を使うことで乗り越えるよう手助けした。そのときケアセンタースタッフは、保健師がケアセンターという場を使うことによって、利用者との間で今生じていることを、気持ちのゆとりをもって確かめられるように、ケアの継続性を支えた。そして、課題を明らかにする過程を共有することに重点を置いてかかわった。

当事者が自ら場を使い、相互学習を行うとき

設立当初、ケアセンターの設立に取り組んできた看護師やその仲間が、長年かかわってきた当事者たちと、一人ひとりが「どのようなとき、どのような場を使えるか」を確かめ合いながら、利用を動機づけていった。こうした利用者の動機づけのプロセスを大事にできたことは、後の関係づくりにも好ましい影響をもたらしている。

ケアセンタースタッフのそれぞれが、当事者一人ひとりと〝つながり〟をつくっていくことを大事にした。一律に、利用者を募る形で始めるのではなく、それまでの支え手との関係を重視して、その関係を通して一人ひとりの利用者の課題を確認し合い、ケアセンターの利用を進めていった。当事者と直接的なかかわりを持つことによって、ケアセンタースタッフは、その生活の送り方や過ごし方から、それぞれの力量を発見したり、課題を確認し合うことができた。初め、ケアセンターを設立したスタッフがそれまでケアを担ってきた数人の利用者と、数人のスタッフで活動を始めた。一緒に掃除をしたり、食事をしたり、簡単な手順でできる手芸に取り組んだりしながら、時間のゆるやかな流れができた。また、枠組みや判定をしない穏やかな雰囲気のある空間が生み出されることによって、目に見える成果を上げることを迫られないですむという体験を、利用者とスタッフが共有した時期でもあった。

ケアセンタースタッフにとって、ゆったりと過ごすこと、その時点で一人ひとりにとっての小刻みな課題を

確かめ合うこと、生活のなかで生じてきた問題にそって一緒の動きをとること、家族と異なる一定の距離感のある支え方やかかわり方をすること、それまでのケアの担い手と役割を分かち合うことなどにより、具体的にどのようなかかわりが生活の場で生かされるのかを、探っている時期でもあったと言える。

そして、この時期につくられた場の雰囲気や、そこで培われていた価値や文化ともいえるものが、その後のケアセンターの活動を方向づけることになった。

当初の居住サービスを中心にしながら外に開かれていった時期から、次第に、さまざまなルートによる通所利用者が増えたことにより、個別的に多様なニーズが把握されていった。そして、それぞれに対応するための新たなサービスの提供を求められた。

ケアセンターは、既存の病院や保健所の枠を越えて利用できる場であることから、学校、職場、家庭など、地域社会で生活するなかでの問題が持ち込まれ、それへのサービスがますます多様化していった。そのため、多様な活動プログラムや食事・入浴サービスの提供、訪問による援助、家族支援、ホームヘルプ、同行受診による治療関係への関与、一時宿泊の提供、就労援助などが行われていった。

同時に、さまざまな利用者が、相互に交流する自然な機会が生まれるようにもなった。例えば、遊ぶ体験の乏しい利用者が、他の利用者の誘いに応じて映画やコンサートに出かけていくなど、ケアセンターを〝足場〟として行動範囲を広げていった。ケアセンター内での友人に「自分の病気のことを相談できるようになった」と語る利用者もいる。また、薬や病院について情報交換したり、住居のこと、アルバイトの体験などについて話し合ったり、利用者にとっての〝生活情報センター〟ともいうべき場になっている。また、自分たちで話し合ってレクリエーション活動を計画し、実行していくようになってもいる。

意見の違う利用者同士でけんかになったり、行動のしかたが問題にされる利用者がいたり、あるいは相手に自分の思いがうまく伝わらず、誤解を受けたりする体験を通して、人とのつきあい方や、現実との折り合いのつけ方などを学び合っている。それによって、自分の考えをよりはっきりさせることができるようにもなっている。

新しい利用者を、今までの利用者が受け入れ、ケアセンターでの過ごし方を語って伝えるなど、場に慣れるまでの間に仲間から得られる支えは大きい。いつもケアセンタースタッフが場面をつくったり、機会の設定をしたりしなくとも、利用者それぞれが自分なりに過ごし、その時々に役割をとる人も出てきている。〃場〃に利用者の力が加わり、いっそう多様なニーズを受け止められるようになっていると言うことができよう。

ケアセンターの十年の歩みを振り返って確認できたこと

ケアの担い手の主体性と自律性を育む場

ケアセンター設立の責任者であった私が、看護職であったことで、病気や障害を持ちながら、なお前向きに生きようとする人たちの成長を支え見守ることに重点が置かれてきた。そうしたケアの持つ価値を地域社会において実体化していくときの一つの拠点に、このケアセンターはなり得たように思う。

障害者の生活場面に居合わせ、日常的な出来事を通して障害者の直面する問題を確かめ合っている。そしてその問題の克服を手助けしながら、ケアの担い手として成長していく場を得ている。医療の場としての病院における看護師の働き方を変化させ、ケアの価値が活かされやすい場をつくることができている。ケアセンターづくりは、そのような方向をめざした実践的な試みの一つと言えよう。ケアセンタースタッフは日々生活している利用者の動きに接し、直面する問題に主体的にかかわっている。その時その場に居合わせる力、その場で生じていることを判断し、次の行為を選択していくという〝ケアの力量〟を高めている。また利用者と同様に自己発揮を求められ、利用者の反応から、あるいは関係者との交流によって、ケアの担い手自らもその場での成長を促されている。

地域においては、利用者との〝契約関係〟という枠組みのなかでかかわりながら、他の関連資源である人や場へつないでいくという、地域ケアの〝つなぎ手〟としての役割を担っている。すなわち、ケアの担い手は、自らを利用者にとってのサポートシステムの一環として位置づけ、地域ケアネットワークをつくり出しながら利用者と継続的にかかわる責任を持っている。

地域ケア展開のための〝場づくり〟は看護職が自律的な仕事を進めるときの方略の一つであると言うこともできる。ケアセンタースタッフが、それぞれの持ち味を活かしながら主体的に働くことで、利用者それぞれは自分に合ったケアセンターの利用のしかたを選び取れるように、また必要に応じて人と場を使い分けることができるように支えられている。ケアセンターでは、利用者からの利用のされ方を、スタッフ相互に認め合い、互いの役割を分かち合うことがめざされる。

社会の新しい価値づくりで育まれる連帯

ケアセンターでは、病院や保健所での看護経験を蓄積してきているスタッフが常勤する一方で、さまざまな人生経験を持ち、特技を人に役立てたいと望んでいる一般の人たちが、非常勤スタッフとして加わっている。その協働関係が、一人ひとりの利用者にうまく活かされているように思う。

精神障害者への働きかけは、主に、障害の克服（福祉）、病気の治療（医療）、成長を支える（ケア）との三つの側面から働きかけられる。

ケアセンターにおいては、設立当初から、成長を支える視点からのアプローチに重点を置いてきた。成長を支える働きかけは、それぞれにとってのゆったりした時間の流れを保障し、本人なりのペースをつくることを支える。とがめだてされないで、見守られているという〝まなざし〟を感じることのできる雰囲気や、成果の獲得を性急に迫らない対応が求められる。そのための場の要件としては、本人が自己発揮をできる機会と自己表現を支える空間の存在があげられる。

ケアセンターでは、このような本人の〝成長を支える〟ための場づくりを実践してくるなかで、現代社会において追求される生産性や効率性などの価値観と、まったく異なる価値を共につくってきていることが確かめ合われた。この社会の新しい価値づくりの過程では、利用者がスタッフと共に、互いを認め合う連帯感を生みだしつつある。

【初出】

支えあいの〝場〟づくり／直接的な支え手を支える／ケアセンターの「あゆみ」を振り返って確認できたこと、Ⅱ．あゆみ、地域で生きる支え―地域ケア福祉センター十年のあゆみ、そして現在、八六～一〇二頁、社会福祉法人かがやき会地域ケア福祉センター、一九九六年

【幕間に】

仲間と生きる支え——当事者が主体性を発揮する機会と場を

精神保健医療福祉領域におけるシステムの発展において、当事者の主体形成は最重要課題と言えます。時代はまさに〃当事者が主人公〃のサービス提供システムを創り上げていくことを要請しています。そのためには、当事者が、その選択にそって体験の幅を拡げていく機会や場をより多く提供され、主体的な動きを励まされる必要があります。その重要な側面としてあげられるのが、仲間相互の交流や支え合いを高める〃セルフヘルプ〃の活動です。

同じ問題や悩みを持つ友人・知人からの一言で、それまでにこだわったり、とらわれたりしていたことが違った角度から見直せて、気が楽になったり、気を取り直したりしたという経験は誰にでもあることです。

セルフヘルプグループ活動の芽生え

ここケアセンターにおいても、当事者が互いにそのような体験を積み重ねてきていることが、近頃は特に感じられ、心強く思っています。用意されている活動メニュー以外に、気の合う仲間と誘い合って一泊旅行を企画したり、喫茶店、映画館、美術館、展覧会、ときにはコンサートや野球見物に仲間と連れ立って出かけたり、夕食後にフリートーキングのグループが生まれたり、入院した仲間を見舞ったり、あるいはまた、落ち込んだ時や眠れない時などに電話をかけ合い、互いに助け合ったり、迷惑をかけ合ったりして、他の人への〃助けの求め方〃や〃力の借り方〃を学んでいっているようです。

このようなセルフヘルプグループ活動の芽生えは、どの共同作業所やグループホームなどでも、当事者が集うところには、日常的にいろいろな形で生じているはずです。

しかし、当人たちにもそのことの意義が自覚されていなかったり、周囲からも見過ごされてしまいやすいため、それぞれが、自分自身の〝生き方〟を支える貴重な経験として積み上げていくことが、できにくいように思われます。

そこで、それぞれにとっての体験をつないだり、積み上げたりすることを側面からサポートする〝人の存在〟が必要となるときがあります。そのような〝サポーター〟としての役割は、当事者からのフィードバックを得ながら、相互学習を積み重ねることによって担われていくものです。

精神障害をもち、地域で生活する当事者にとっては、周囲からの刺激は多様かつ多角的で、不安定になりがちです。また「自分の苦しさは他の人に言ってもわからない」「かえって不本意な受けとめ方や見られ方をされてしまう」などの不安や疑念を募らせやすいので、自分のペースを保ちながら、新しい体験を積み重ねていくことは、なかなか困難な状況にあると言ってよいでしょう。

〝つなぎ手〟に求められるもの

ケアセンターは、そうした当事者が気軽に出向いて来られる場、自分なりの過ごし方を選べる場、安心して過ごせる場、生活情報が得られる場などとして利用されています。そのような場は、利用者の安心感や所属感を高め、仲間との情報交換や支え合いをいろいろな形で生み出していきます。

こうした場の使われ方を利点として、私たちは、当事者が自分では認めにくい〝問題〟を、一緒になって「はっきりさせていくこと」を手助けしています。具体的には〝問題〟が浮き彫りになりやすい場面や機会に居合わせながら、そこで生じていることや感じていることを表現することを支え、その意味を確かめ合い、当事者が自ら動き始めるという過程を大事にしています。

"Helping You Helps Me"

この言葉は〝相互支援〟を意味し、つまり「助けることは、助けられることである」と翻訳できます。この英語のフレーズは、当ケアセンターの設立にあたって福祉ショップで製作・販売していたTシャツにもプリントされています。以来、ケアセンターの歩みと共に育まれてきた〝地域ケアの理念〟を十分に伝えるメッセージとして、私はとても気に入っています。

もちろん、この言葉は、すでにカナダや米国ではセルフヘルプグループ活動の〝鍵概念〟として使われていますが、十年余り前に『セルフヘルプグループのサポーターセミナー』を主催した折、カナダから招いた講師が使った言葉でもありました。私にとって印象深く、今も〝座右の銘〟としています。

セルフヘルプグループ活動は、支えられる立場と支える立場との転回が、絶えず生じていくような場を成り立たせる方法によって行われる活動と言えます。そこでは、互いの立場を尊重し、それぞれが見聞きしていることを共有する過程が大事にされます。

何らかのつまずきを体験した人が、自らの体験を語ることを通して支えられ、それがまた、同じ問題を持つ人の支えとなり、それによってまた、互いが自らの生きようを受け入れていくという〝多重的な支え〟が展開されていきます。

こうして、当事者自身が自分の問題を克服していく〝力〟を実感し、たとえ〝問題〟に直面しても、仲間からの情報や経験を得て、より前向きに考え、行動することを支えられます。そして、自分の生活を立て直し、自分のニーズを満たす方法を学び、その経験を積み重ねます。また、仲間の〝力〟を実感することを通して、自分が得た経験や現実への対処方法を、今度は他の人々に伝えようと動機づけられてもいきます。

このように集い、語り合い、支え合って生きていこうとする協働の過程に、当事者たちの自己対処力の発揮を邪魔しないように加わっていく〝サポーター〟としての力量が問われていることは確かです。

【初出】
NEWS LETTER、【巻頭言】仲間と生きる支え―当事者が主体性を発揮する機会と場を、一九九八年六月一日、二六号、社会福祉法人かがやき会

支え、学び合う〃集う場〃の提供

地域に「小規模多ニーズ対応の地域ケアの拠点」としての〃場〃があることで、私たちは、老いても障害や疾病を持っても自分らしく地域で暮らしたいとの願いを持った人たちや、同じ悩みや問題に直面している仲間たちと、集い、語らい、学び合うことができ、また自分だけが悩んでいるのではなく、困難さを乗り越えてきた経験を持つ人たちと出会い、そこに具体的な生き方のモデルを見出してもいます。

私たちの「地域ケア福祉センター」においても、開設当初から、精神障害者の会やその家族の会、がん患者の会やその家族の会、肝炎の患者会、思春期の子どもの親の会、職親の会、地域住民の趣味の会、退職者の会、そして、看護師・保健師・カウンセラー等の自主学習会なども含めたさまざまなセルフヘルプグループ活動に「場の提供」をしてきています。同じ悩みや問題を持つ者同士が、経験の交流や情報の交換をする場は、生活上の生きた知恵を分かち合い、主体的な動きを試みることを、底支えしてくれる場ともなっています。

場を通して、体験を重ね合わせ意味づけを容易にしてくれる人と出会うことは、一人ひとりの主体づくりにとって、かけがえのないものです。仲間の声、仲間の集い、それを支えるサポート（場の提供や助言）によって育ち合い、利用者としてサービスを使う立場から、その提供のあり方への発信をしていく力を培っています。

地域に開かれた場では、いろいろな立場にある人が集い、役割を交換し合うなかで、自分の体験したことの意味を確かめ合うことができます。利用者がいろいろな自分を表現できる関係、自分の意思や必要に応じて選び取れる関係、いろいろな距離の取り方ができる関係など、さまざまな関係の持ち方が試みられています。自分の意思で動き、三々五々に仲間をつくって行動を共にするグループが生み出されていく柔軟さがあることで、小さなグループが、絶えず分化していく動きの見える〝場〟にもなっています。

そうした場では、同じ経験や問題を持つ仲間が、互いに違った角度から自分の問題を見直したり、困難さをうまく乗り越えている仲間の姿を見聞きして、気が楽になったり、助言やヒントを得ているようです。

このように、当事者性が培われていく〝場〟では、それぞれが自分の抱える困難さを表現して確かめ合うことができ、また体験の共有によって生み出されていく関係を大事にすることで、仲間が生かし合われています。

【初出】

小規模多ニーズ対応の地域ケアの拠点が持つ可能性―精神障害者の地域生活支援の場づくりを通して今後の課題を探る、月刊『地域保健』三七（二）：六六～七五頁、二〇〇六年

この場だからこそ

——生き方・暮らし方の〝選び直し〟に添う

【社会福祉法人かがやき会 ＮＥＷＳ ＬＥＴＴＥＲ 巻頭言】

「これまで」を踏まえ「いま」を「これから」につないでいこう

▼二〇〇九年五月

〝派遣村〟の試みに象徴されること

二〇〇八年末、厳しい季節のなか職を失い、住む場を追われた人たちが行き場を求め、いわゆる〝年越し派遣村〟がつくられました。それはまた、私たちの社会の〝行き詰まり感〟を打開していく一つの方策を示すものともなっていました。社会の根深い問題であるのに、明るみに出されず、個人の問題としてその人だけに抱え込ませていく社会風潮に〝異議申し立て〟をした試みでもあったと思います。そして誰にも地続きの問題として、共有し合うきっかけともなりました。

住居や働き方の問題がより具体的に切実なかたちで浮き彫りにされ、その現場からの実感のこもった発信がなされていきました。人が生きるということの基本のところをなおざりにし、突っ走ってきた私たちの社会が失っているものを改めて思い知らされた人も多かったのではないでしょうか。安全地帯でもある〝居場所〟が確保されることで人は、さしあたり困っていること、必要としていることを〝表現すること〟を支えられます。当事者が、自分の〝困りごと〟を表現すると、さまざまな立場の人が支援に加わりやすくなり、問題を共有し、取り組んでいく機運が高められるという人との〝つながり方〟が、この派遣村によって、具体的な支援行動を生み出していくときの一つの方策として提示されていたようにも思います。

派遣村の試みに象徴される〝現場主義〟こそ、福祉の原点であるはずです。派遣村は、現場の判断と経験の積み上げを退け続けてきている日本の固く疲弊した現行制度の壁をこじ開けようとした取り組みであるといえます。

それぞれにとっての〝節目〟を前に

今年の秋、私たちの「地域ケア福祉センター」は設立二十三周年を、また「かがやき会」として法人化してからも二十周年の節目を迎えます。まだ地域生活支援の法制度がなかった時代に、手づくりで立ち上げたケアセンターの出立に加わり、共に歩んできたメンバーたちもまた、年を重ね、次なる人生の節目にさしかかっています。

私たちの小さいがいろいろな使い方のできる、たえずの試みの〝場〟に集う者たちは、人とつながり合って自分らしい生き方をつくり上げようとしてきた〝チャレンジャー〟です。スタッフもまたその道のりを分かち合おうとして、己の生きざまを問われながら歩んできました。初めに制度ありきでなく、一人ひとりの表現を励まし、どんな時に何が必要かを確かめ合って、地域生活支援のしくみづくりに取り組んできました。地域に開かれた場として、社会資源の循環を高めるための工夫や働きかけ、社会的な仕掛けを創り出してきました。ケアセンター設立以来の歩みと蓄積をふまえて、就労センター「街」を九年前に立ち上げたこともまた、そうした試みの一つです。

それぞれが、自分のできることを見つけ、確かめ、役割を担い合っていくことを期待され、その人らしさが生き生きと表現されてくることが待たれています。「過去にこだわり今を台なしにしてほしくない。今の続きが未来」と、私はメンバーと語り合います。ある人は、ため込んできた苦い体験、とらわれを言葉にすることで少し距離をおいて自分を見られるようになり、自分の考えていること、望んでいることが、はっきりしてくるようです。そして自分で自分を認めていくようになります。一人ひとりが自分のペースをつくっていくことを大事にされると、苦手なこと、うまくいっていないこと、不都合なことを言葉にしても〝不利益を受けない〟という経験を繰り返していくことができます。そのような安心や信頼を実感できる相手との確かめや、一緒の行動を通して、緊張や不安が和らぎ、気持ちのゆとりがもたらされ、自分への自信が生じていきます。

地域で暮らすなかで認めがたい現実に直面すると、心もとなさ、寂しさ、孤立感を募らせて気配にも敏感になり、さらにそれらは、周囲の刺激によって増幅されていくようです。四方八方に目配りして身構え、疲れを強めていきがちです。しかし、その疲れが自覚できるようになると、和らげる方法を見出そうとして表現し、それをきっかけに、人の助けを借りることができます。

自分が選んで出向いてきた場で、そうして安心していられる実感がもてるようになると、周囲で生じていることが自分を脅かすものとは映らなくなっていき、自分が他の人から操作されている感じが薄らいでいくのでしょう。自分は、自分の人生の主人公であるという感覚が持てるようになります。また「不安の先取り」「取り越し苦労」と思われる受けとめ方を言葉にしてスタッフに確かめてきたり、他の人の助言に耳を貸すようにもなります。幻聴や妄想などで行動が左右されにくくもなり、安心感を得やすくなっていくようです。これらのことは、周囲の気配、物音、人の声に敏感で、悩んでいる人にとって、地域で一人暮らしを続けていくための大切な条件ともなります。

この秋に迎える節目を前に、私たちの歩みを振り返って改めて気づかされることは、長い時間軸でメンバー一人ひとりをみたときの、刻んできたこれまでの人生の歩みに見られるたくましさ、頑固ともいうべき存在のしかたに込められる思いのぶれのなさ、人との関係の持ち方で伝えてくる表現のその人らしさなどです。

一人ひとりが育んできた自分の発揮のしかた、人とのつながり方を生かし、この場の持つ力や可能性を足場にして、共に経験を広げていきたいと願っています。「これまで」の経験を互いに持ち寄り、表現し合うことでそれぞれの「いま」を「これから」につないでいく希望を持ち続けたいと思います。

【初出】
NEWS LETTER、【巻頭言】〝場づくり〟によって蓄積してきた「これまで」を生かして「いま」を大切にし、「これから」をつくっていこう、二〇〇九年五月、七一号、社会福祉法人かがやき会

〝老いつつ生きる〟に思いをいたす

▼二〇一〇年五月

花の季節が過ぎてから一向に天候が定まらず、寒暖の差の激しい日々が続いています。その目まぐるしい変化についていくだけでもエネルギーを要し、疲労が重なり、皆心身のバランスを崩しがちです。社会全体が先行きの見えないなかで、とくに年度の替わり目のこの時期には、区切りをつけたり、新しいことに取り組み始めることを迫られて、気ぜわしく、不安を募らせやすい日々となっています。

老いを生きること

ここケアセンターでは、立ち上げの時期を共にしたメンバーたちが五〇代、六〇代、そして七〇代に入って、私たち生身の人間に共通の普遍的な課題である〝老いつつ生きる〟ということが、より現実的なものとなってきています。とくに、転倒による怪我や骨折、持病の糖尿病や高血圧症の悪化、あるいは心臓病やがんの発見などの身体的支障に見舞われると「これからどうしよう」「どこに住めるのか」などと、暮らし方への具体的な懸念が表現されてくることが多くなります。

そのような不安は誰もが持っています。先行きを心配するあまり、今、その人ができていることまで見失わないようにしてほしいと願って、これまで積み上げてきたその人のペースを保ち続けられるようにと提案しています。むしろ、私たち支え手が、そのたくましさに励まされることも多くあります。幾度もの入退院を繰り返しながらも、再び自分の暮らしの場に戻り、その生き方を貫いている姿には勇気づけられます。

老年期にさしかかっているメンバーたちが切実に求めていることは、私たち誰もが、生きていく上で最低限保障される必要のある条件や環境を具体的に示すものとなっています。例えば広くなくとも安心して過ごせる〝居住の場〟の確保は切実です。また自分の裁量で使える生活費に多少のゆとりがあれば、生きる張り合いを持てます。いつも傍らにいなくともよいが「誰かとつながっている」と感じられ、他の人から気遣われている安心感が得られれば、それが生きる支えとなります。これらは障害者だけに限られた問題ではなく、私たちの誰にとっても必須の条件です。老いても、病んでも、障害があっても安心して暮らせる支えのしくみづくりは重大な社会的・政治的課題であることが、遅まきながら認識されてきています。

困難を乗り越えてきて

老年期に入っているメンバーたちの多くが、日本の精神医療の持つ負の歴史のなか、旧い体質の精神科病院での入院を経験し、それを引きずりつつも前向きに生きようとしています。そして、地域での自分の生き方を獲得するための長く、険しい道のりを歩んできています。その過程で、自分を投げ出さずに、開き直ることもせず、自分の居場所を得ようと、家族や周囲の支え手たちにさまざまなかたちのメッセージを送り続けてきた人たちです。その延長上に、いまこの時代の〝老い〟を生きようとし続けている人たちといえます。

一人ひとりのメンバーが、ケアセンターをたくましく使って乗り越えてきたこの間の歩みを、私たちは共に振り返ってもいます。「無理かもしれない」と思ったことも、やり遂げてきていることを確かめ合っています。自分が抱えていることや、自分の身で引き受けていることを表現することで、周囲の人がかかわるきっかけや機会を与えてほしいと願い、伝えています。そのことが、当事者としての強みであり、自分の人生の主人公は自分であるということを認めることにつながっていくのだと思います。

私たち人間にとって、生まれて、老いて、生を閉じていくことは自然なことなのだと、互いに、しんみりとした話し合いになるときもあります。一人ひとりが生き方を選び取っていくところにかかわる私たち支え手もまた、相手の意思を尊重しようとして、それに応えていく責任を自覚させられ、また自らの生き方も問われているのだと痛感させられています。

ここケアセンターの活動は「地域で住まう場を得たい」との一人ひとりのひたむきな思いを受けて、退院を手伝うことから始めました。以来、私自身も共に年を重ねて、それぞれに自分らしい生き方を創りあげていく同志ともいえる縁《えにし》を実感しています。自分だけではとうてい感知できないこと、知り得ないこと、経験のできないことなどを伝え合って、互いに互いを耕し合ってきています。

こうした多様な交流がもたれ、〝経験が循環している場〟は、自分一人では学べないこと、できないことに取り組んでいける環境となっています。そこでは、予測できないことや、無理ではないかと思うこと、前例のないことなどに絶えずぶつかりながら、自分のやれることを見つけようとします。悩み、迷い、そして納得し合おうとして、私たち支え手もまた、自分の見方や考え方の幅を押し広げられていく経験をしています。その人らしさが色濃く反映される〝こだわり〟を強めているときや、自分の世界に踏み込まれまいとして〝守りの姿勢〟を示すときなど、それを受けとめていこうとして、一個人としてぎりぎりのところに立たされることもあります。そのように、支え手自身も試されながら、それぞれの生き方を尊重していくことに近づけるのだと思います。

何人もの〝旅立ち〟から

この間、その人らしく生き切っていったと、改めて感銘を深くさせられた何人ものメンバーの〝旅立ち〟に巡り合わせました。いずれのメンバーも、生前に、声高な主張をされたということではありませんでしたが、自分の生き方を保持し、尊厳をもって生き抜いて逝ったこと自体、その人のかけがえのないメッセージとして伝わってきています。「限りある命を持つ者同士である」という実感を通して、遺された者たちに「今を大切にしなければ」と思わせるに十分な存在でした。

そのようなメッセージをもたらした人たちは、周囲の気配や動きに気を遣ってはいるが、それに動じることなく自分を貫いていました。他人に臆するところなく自分を保ち続け、生き抜いて逝った人という印象が強くあります。また、身体がついていかなくなってからも、気持ちは生き生きとしていて、若い頃にできなかったことにも自分なりに取り組み、楽しんでいた面が見受けられました。このような過ごし方ができた人たちは、それを可能にする条件を手に入れていた人たちでもありました。例えば、安心して過ごせる〝居場所〟が確保できていたこと、打ち込める好きなことのためにお金と時間を使えていたこと、打ち込みたいことを通して、その人のペースが守られる範囲で、人とのつながりを楽しむことができていたことなどがあげられます。そのような条件や環境は、誰にとっても保障される必要のあるものであるとわかります。

とくに「文章や詩を書き綴りたい」「音楽を創り奏でたい」「自分史を書き残したい」など自分の生きている〝証し〟を手にしたいという思いを自らはっきりと表現して、それが優先できれば他のことは妥協するという知恵を持ち合わせていました。俳画が好きで、より美しく描ける和紙のはがきを購入することが楽しみだった人が、自分の裁量で使えるお金を得るといそいそと出かけていた在りし日の姿を、家族の方と思い返し、語り合うこともできました。心身に制約のあるなかで、限りある現実の条件を自分の望みや夢に注いでいくときの〝選択〟のしかたに、その人らしさはよく現われていました。時には、周囲と摩擦を生じたりしたこともありますが、その人が、その人らしく生きる価値を表出している場面であるようにも見えるのでしょうか、周囲の人たちからそのひたむきさに好感を持たれて、見守られていました。

このような「好きで打ち込めること」はもちろんですが、目には見えないが、一人ひとりが語りかけてきたその折々の言葉からも、私たちは多くを教えられました。それは、互いの尊厳を保とうとする〝思いやり〟や〝優しさ〟であったと思います。

病を持つことで得られた出会いによって、人が人として尊厳をもって生きることを大事にする場を共に創りあげようとしてきた一人ひとりの〝チャレンジ〟に、いま改めて感謝しています。そして、人とのつながりのなかで育くんできた価値を、これからも大事にしていく責任が、遺された私たち一人ひとりに課されていると感じています。

自分が大事にしていることを粗末にされない場として、時間と空間が選び取れて型にはまらない過ごし方ができる場として、それぞれが担える役割を見出し、何かをやり遂げる経験が生み出されています。かたくなに自分を貫こうとする律儀さに感服させられもし、また「こんなこともできるのだ」と、思い直させられます。

表現しきれなかった思いをぴったりした単語で返されたりもします。こんなことを考えているのは、自分だけではなかったのだと気がついてからは、自分の関心をそのまま表現できるようなったことに希望を見出し、人を信頼する気持ちを育んでいるメンバーもいます。この時代だからこそ、そのように表現し合える関係を、これからも大事にしていきたいと思います。

【初出】
NEWS LETTER、【巻頭言】尊厳ある生き方にふれて、二〇一〇年五月、七六号、社会福祉法人かがやき会

自分らしい生き方を見出す方法としての〝語らい〟

▼二〇一〇年九月

記録的な猛暑の夏に

この夏の記録的な猛暑は、私たち一人ひとりが生き物としての基本的な営みをおろそかにしてはならないと警告しているように思います。水分や食べ物の摂取、睡眠・休息の確保、新鮮な外気の取り入れなど、人間が生きる上で不可欠なものに対し、現代に生きる者たちが不遜であり過ぎることを、まるで突きつけてきているようです。いつもお金によって手に入れて、当たり前と思っていることが実は極めて貴重であり、電力による気温のコントロールの限界はもちろん、自然に対する人間の脆弱さも思い知らされて、改めて謙虚な気持ちで受けとめざるを得ない状況にあります。

このように私たちは一人では生きられず、人と助け合わなければならない存在であるにもかかわらず、より重荷を背負っている人たちが孤立させられ、人の助けを得られずにいます。その想像をこえる現実は、連日のテレビ・新聞で報じられる痛ましいニュースからも伝わってきます。とくに、社会の較差や、人々の気持ちの余裕のなさによって最もしわ寄せを受けている高齢者、乳幼児、障害者などは、助けを必要としているときに最低限の助けさえ求められないほど孤立状態におかれていることが、悲惨な事件の後になってから報じられています。一方で、高齢者の〝生存偽装〟による年金受給に倫理的な批判がなされ、また幼児の〝育児放棄〟として母親が非難されています。そこに到るまでには、それぞれの人の来し方において、接点を持った人や場が複数あったはずです。生活していくなかで持っていたはずの家族、友人、近隣の人たち、職場や学校や役所の人たちなどとの接点が失われたままにおかれ、一人では抱えきれない〝荷〟を背負おうとして追い詰められていった結果、起こっていることであると察せられます。

現在、社会的なサポートを利用するには、何層にもわたる壁が立ちはだかっています。まずは「サポートを得ようとする気持ち」を持ち続けるよう支えられるということがあります。そして、自分が使えそうな資源の情報を得なければなりません。また「申請」など所定の手続きを進める体力や能力を持ち、それを実行できるお金や時間や交通手段などの条件を備えている必要もあります。その結果、最もサポートを必要とする人が、助けを求めて手を差し出すことさえできなかったり、あるいは尻込みさせられてしまうような前提条件が幾重にも課せられて、振い落とされていくしくみになっています。

私たちが見舞われている本当の危機は、互いの互いに対する無関心さの横行であり、深入りを避け、干渉をしないし、またされたくもないといった〝心の向き〟に根ざした危機です。現在の私たちの社会における人と人とのかかわり方の問題が、早急に見直されなければならない状況にあることの表われとして私は受けとめています。

困っている自分を表現する

ここケアセンターでは「当事者が自分の体験を語る場」がさまざまに持たれてきていますが、その場で一人ひとりと確かめ合えている大事なことは、いま述べてきたことと深いところでつながっています。

ケアセンターは、一人ひとりが困ったときに、それを表現することを学んでいく場として使われています。ここでは、困っている当人が、他の人に伝えることを待たれ、望まれているという〝安心〟が実感できているようです。自分が困っていることを、他の人への頼みごととして表現できるようになるまでには、それぞれが自分にひっかかってくることを、小出しにしながら試しているのではないかと思います。例えば「留守の間に他の人が自分の部屋に入っている」「大事な物が盗られている」「一体、これはどうなっているんでしょうね」などと、他人事のような伝え方がされてくるときがあります。それでも、当人が伝えてきてくれさえすれば、それを接点にして、とりあえずの手助けを一緒に見出しながら「本当は何に困っているのか」を、確かめ合うことができます。

自分の今の状態を表現しても、不利益を被らないと実感できると、次にまた途方に暮れたり、息詰まったりしたときは、これまでと違うやり方を試みようと動機づけられもするようです。助けの求め方が、より率直になったり、味方と感じられる人に近づいたり、見聞きした仲間の動きと自分の状態を照らし合わせたりするといったメンバーの動きが見受けられます。また、自分が抱え込んでいる〝荷〟を、具体的な頼みごとに小分けして表現できると、手助けを得られて楽になり、本当に困っていることをはっきりさせようとして、他の人の助言や手助けを求めてくるようになります。そこから、一人ひとりの〝立て直し〟への歩みは始まります。

周囲が案じる状態に幾度陥っても、そのたびに自分を立て直していくメンバーの表現は、私たちの生半可な懸念を吹き飛ばしてくれます。その人が、自分の好きなこと、やり遂げたい夢を持ち続けていて、それを語り、いつもそれに向かって自分なりに試みていることが、生きる力になっていることを感じています。周囲にいる私たち支え手にとって、その人の病状の変化や危うさとして見えていたことを、その人の持つ底力、生き方のたくましさとして見直すことができると、その人らしい動きがとれる機会と場を提供し続け、かかわることを動機づけられます。メンバーは、自分が大事にしていることを、他の人にも大事にしてもらう経験をすると、自分にできそうなことを現実的に選択していくことができるようです。

語ることを可能にする場で、意味づけられていく体験

自己評価が低められることなく、確かめのできる相手を得られれば、自分に自信が持てるようになっていくのでしょう。一人ひとりの前向きに生きようとする意思が、言葉の端々や行動の起こし方に表わされ、互いにそのことを認め、喜び合えるようにもなっていきます。そのようなケアセンターの〝風土〟としか言いようのないものによって、一人ひとりのなかでバラバラであった体験が、つながっていっているようです。

過去において、差し迫ったとき、行き詰ったとき、他の人に助けを求められず、自分で自分を傷つけたり、他者への攻撃に転じたりしたことを、メンバーたちがそれぞれに語り出せるようにもなっています。それは、自分が「他の人のサポートを得るに値する存在」であることを、自分で認められるようになっているからでもあります。

過去に生じていたことを、すべて否定的に意味づけてしまう悪循環に陥っていた人が、肯定的な見方で振り

返って語れるようになって、人生を生き直そうとしています。自分の内的世界を語ることに関心を寄せ続ける相手を得ることで、自分の叶えたかった夢をまた語り、そして今の生活のなかでも、自分なりの試みを続けることで、自分を認めることができていくようです。メンバーは、語ることを通して、いろいろな人との交流を持つことができ、現実に目を向ける力をも身につけていっています。

ある人は、ケアセンターを使い始めたときの自分を振り返り「ここに通ってくる人たちが、あっけらかんと病気のことや失敗したときのことを話しているのを見聞きでき、自分がとても楽になった。病気のことは人に話すなと親からずっと言われ続けてきたが、そんな自分が解放された」と語っています。そして、行き詰ったときにも、自分一人で抱え込まずに、仲間やスタッフに言葉で伝えようとし、他の人と一緒に取り組んでいくことの必要性を認め、自分に無理のない動きを試みています。

とくに当事者同士の語らいでは、互いに対する寛容さが増すようです。調子を崩したときや、立て直そうとするときの他のメンバーの様子を直接に見聞きして学ぶことができ、そこに支え合いが生まれています。仲間との間では、表現も、学び方も、ゆるやかなので、自分のペースを保つことができ、それぞれが自分のことと重ねて確認したり、相手やタイミングを選べるからだと思われます。

看護や福祉を学ぶ学生たちの学校での講義や、ケアセンターで行われる実習でも、希望するメンバーたちが「自分の体験を語る時間」を持つようにしています。そのように語る時間をもったメンバーの多くは、自分がケアセンターをうまく使えるようになったのは「自分から近づいたり、動けるようになるまで待ってもらえた体験が大きかった」と語っています。さらに、また「自分がどうしたいかを絶えず確かめられ、それを大事にされたこと、とくに、見守られている雰囲気のなか、自分なりの動きが自由にとれたことで、困りごとを表現できるようになったこと」を振り返っています。

メンバーは、語ることによって自分のなかでそれまでの体験を位置づけられるようになると、自分の人生の主人公は自分だと納得できるようにもなるようです。そこに到るまでには、自分の納得のできない気持ちや、理不尽な思いを表現するときの聴き手を選んで、繰り返し確かめ続けた経緯を振り返ります。理不尽な体験を語ることでも、そこに聴き手が得られれば「相手から耳を傾けられるに値する体験をしてきた自分」として、自身を認めることができ、そうするとかつての体験の意味づけも変わってきたりして、現在の自分が成長していることを感じることができるようです。困難を生き抜いてきた自分を語ることが、他の人のためにもなっていることで、理不尽な思いさえも、それだけに終わらせない体験となっていくものだと感じさせられます。

人が理不尽さを拭いきれない〝病む体験〟を語ろうとするとき、自分にとって負の体験であったことさえ、それを表現することで、聴き手に生かされていく可能性に希望を託しているのだと感じられます。語り手は、聴き手から〝かけがえのない体験〟として大事にされることで、自分の体験は語るに値するもの、人に役立つものであるのだと実感でき、自分でもその体験を大事にしたいと思えるようになっていくようです。

誰にもわかってもらえない、自分だけが背負わされた体験を、これまで孤独に抱え込んでいた自分が、その体験を生かせる〝聴き手〟を得ることで、開かれていきます。その表現は、言葉によるものに限らず、その人らしいたたずまい、あるいは生活のしかたなどとして、その場で表わされることで〝互いに自分を認めていく体験の循環〟が生み出されます。このケアセンターが、これからもそのような場として使われ続けることで、一人ひとりが自分のかけがえのない物語を紡いでいく協働作業に取り組んでほしいと願っています。

【初出】
NEWS LETTER、【巻頭言】自分らしい生き方を見出す方法としての語らい―立て直しを試みる場で生じていること、二〇一〇年九月、七七号、社会福祉法人かがやき会

今、やれることから、つながっていく

▼二〇一一年五月

3・11東日本大震災、津波、原発事故

地震と津波、そして原発事故によって、私たちは多くの重い課題を突きつけられています。一瞬にして街や村が破壊され、呑み込まれ、多くの生命、家屋、暮らしを支える生業《なりわい》が奪われました。ライフラインを断たれ、孤立した状況におかれている人、家族を喪い、悲しみの底に突き落とされている人、生活の術を失い、生きていく見通しを断たれている人、避難先での困難な生活を強いられている人など、被災地の人々の辛苦に思いを致し、いたたまれない気持ちで、それぞれに自分ができることをしようとしています。

しかし、原発事故による大気、水、土壌、海の放射能汚染は、そこでの動植物すべての生存にかかわる問題となっています。この先行きの見えない脅威に、何をどう選択するか一緒に取り組まなければならないとき、

事実が隠蔽され、情報が小出しにされ、分断されています。原発の既得権益に群がる者たちの無責任な釈明が繰り返され、問題の所在と責任が曖昧なままにされています。

また「人々がパニックになるのを防ぐ」という名目で〝安全基準値〟が改ざん・変更されるなどの「あったことをなかったかのようにして統制管理しようとする危機対応」に、不信と怒りがますます高まっています。目に見えない恐怖と不確かさのなかで、住み慣れた家を立ち退き、家畜やペットを置き去りにし、突如として故郷から引き離されていく人、子どもを生み育てることに不安を募らせられている母親、安心して遊んだり、勉強することもできなくなっている子どもたち、農産物・海産物などの汚染とその被害を受けている生産者・消費者、放射能汚染の広がりを食い止めようと危険な環境のなかで困難な作業を強いられている人たちなど、自然災害に加えて〝人災〟のもたらす重い現実に、向き合わされ続けています。

限りある時間を生きる人間が、希望を失わずにいられるのは、一人ひとりの営みが引き継がれて、よりよきものが生み出されていくことに信頼を寄せ、希望が託せるからです。しかし、人災である原発事故のために、私たちは自然災害とは次元の異なる重大な問題を抱え、未来に計り知れない負の遺産をもたらすことになってしまいました。一握りの専門家により部分的に小出しにされる情報に支配され、自分の五感も使えなくなり、これまでの経験も知恵も活かすことのできない状況に追いやられています。

〝できること〟を見出す

そのような状況でも、一人ひとり「何ができるか」を考え、自分にできることから始めています。ここケアセンターでも、メンバーたちは今回の震災で体験していることを語り合う場と機会をさまざまに持ち、過ごし方や体調を維持する上での工夫、現実への対応の幅を広げていくための努力を重ねています。

被災地の両親を案じて故郷の街に駆けつけたスタッフからは、破壊された自宅や周囲の様子、疲労を重ねている人々の暮らしぶりなどが伝えられています。また、別のスタッフは、かがやき会の皆の気持ちを形にして届ける役割を担ってくれています。被災した病院を訪ねて医療物資等を届け、避難している患者さんのケアを手伝うなど、自ら車を運転し、すでに二度、出向いてくれました。いま一人のスタッフは、千葉県の旭市から青森県の八戸市までの長い海岸線に沿って被災した街や村々を訪ね、祈り、命を守る〝行脚〟を共にした仲間たちと会ってきました。私もまた、生まれ故郷の実家から一里ほどの距離にある海辺の街が津波で破壊されたことを知り、見舞ってきました。また、福島市と仙台市に在住する当会の評議員のお二人をはじめ、医療保健福祉の担い手として支援活動に携わっている仲間たちと交信し、サポーターのサポートをする役割を担い合うなかで、新たなつながりが生み出されています。

友人・知人からのいろいろな声が届けられてきて、胸が痛みます。避難所を巡回しているが掃除や片づけを手伝いながら声かけのできる機会を待つしかなかった、疲れきっている担当者が一時でも気をゆるめて休めるようにした、避難所に来られない人の家を訪ねて顔を合わせた、老人から話を聴いて方言を教えてもらった、桜が見えるようにベッドの向きを変えて食膳を運んだ、遺体安置所の傍らで寒風にさらされ一人読経する若い僧の姿に救われた、死者が見捨てられることなく見守られ続けていたことに遺族が慰められていた、暗がりで焚かれて立ち上る炎に多くの人の無念の死を想い仲間と合掌したなど、被災者に寄り添い、つながろうとしている人々に思いを重ねています。

また、原発を停止し、代替エネルギーへの施策の転換を求めるシンポジウム・映画会・集会などに参加して互いに感じ考えていることを表現し合う場と機会を得た、街頭行進や署名やカンパなどを通じて原発依存から自然再生エネルギーへのメッセージ発信に加わったなどの友人・知人からの声に応じて、電気を使い暮らしている私たち一人ひとりのこれまでの無自覚な選択の結果が、ここで現実に起こっている災いであり、これ以上そのことを見過ごしてはならないと、自らの暮らし方を省みることから始めようと呼びかけています。

東北の地で、長年、有機農業に取り組んできた人からの発信は、この間、私たちの社会がないがしろにしてきた「自然に働きかけ、その恩恵を受けながら、自然の脅威から身を守る術を身につけて、生きていく力」を呼び覚まそうとするかのようです。しかしながら、原発事故は、この自然への信頼と、人から人への知恵への信頼とを私たちから奪い取っていくものであり、私たちの社会のありようを根底から揺さぶっています。奪い取られたこの二つの信頼を取り戻していく方向に、大きく舵を切る政治の決断こそが急がれます。

足もとからの再生の試み

それでもなお、誰もが、どこにいてもできることを見つけ、被災した人たちとのつながりを通して、自分のこととして受け止めていくことから始めなければと思います。直接会いに行き話に耳を傾ける、電話をする、手紙やメールを書き送る、物資を届けるなど、被災した人たちの体験や試みようとしていることを、一人でも多くの人が共有し、支えの輪を幾重にも生み出していくことです。被災地や避難先において、さまざまな人による手づくりの壁新聞、互いの消息確認のための便り、生活情報のお知らせ板、また地域のラジオ放送などが立場や領域や世代を超えてつながり合うきっかけとして、見直されています。自治体の姉妹都市関係でも文化交流などがずっと続けられていたことで、緊急時も小回りのきく、すぐ使えるサポートが得られたとの経験が首長たちにより語られています。従来の国から県へ、県から市町村へのタテの流れではなく、ヨコのつながりへの前向きの提案が行われています。

足もとからの再生の試みが、互いの経験や知恵を生かして、すでに始められているのです。そうした試みを始めている人が孤立することのないように多様な側面からサポートすることです。暮らしの立て直しに向けた動きに添って、人と場のネットワークが創られています。そうしたなかで、現場のリーダーが層として育っていくことへの期待も高まっています。

震災後、すぐ世界中から寄せられた義援金についてさえ「平等・公平な分配方法を検討する」との理由で、実際に活用されるまでの時間がいたずらに費やされています。形ばかりの平等・公平を装うことなどでなく、また国の大増税を背景に、現場から遠く離れた議会で描かれた〝大復興プラン〟に基づき、一斉に、一律に、秩序立てられた対策が降りてくるのを待ちわびることでもない。今すでにそれぞれの地域の特徴に応じて取り組まれているさまざまな生業の立て直し、暮らしの拠点づくりの現場に「人・知恵・お金・物」が、直接的・集中的に生かされることが期待されているのだと思います。すなわち、人の交流によって知恵が持ち寄られ、必要に応じて使える資金を得られること、そして物資や資材が循環していくことです。そのための合意形成が図られ、個別の生活の立て直しと地域づくりに軸足を置いた、住民が主体となった再生への歩みです。それをバックアップする方向での行政施策が問われています。

確認し合ってきている〝社会に共通する課題〟

これまで、ケアセンターの地域生活支援活動のなかで、当事者の〝生活のしにくさ〟の表現が、この社会の生き方・暮らし方に共通する課題を浮き彫りにしてきています。その共通する課題は、誰もが生きやすい共生社会に向けた連帯へのメッセージであることも確かめ合ってきました。

避難先で困難な生活を続けている被災地の人たちの映像や発言は、安心して過ごせる居場所、食事・排泄・睡眠の確保、家族や地域集団との絆など、いつもなら当り前と思えていたことが、実はかけがえのないものであったことを伝えてきています。集団生活のなかで、飲む、食べる、着る、外出するなど日常的に意識しない場面で一人ひとりが自分の選びを発揮していることが、自分の暮らし方を形づくるものであることも思い知らされています。これらのことは、生活支援の〝場づくり〟のなかで当事者たちと共に確かめ合い、学び合ってきたこととも共通するものです。

一人ひとりが自分のできることを試みる寛容な雰囲気を感じると、互いに自分の担える役割を見出していきます。集団で生活する場では、いろいろなことが起きてきますが、それらを起こさないように自己規制して、管理の立場の人に委ねようとするのではなく、互いの経験や知恵を発揮し合いながら、起きてくることに対応していく力を高めることです。当事者たちが、障害によってその夢を断たれ、挫折感に打ちのめされたとき、あるいはまた、先行きの見通しが持てなくなって、不安や孤立感を募らせたときとも重なります。当事者一人ひとりが「どうしてよいかわからないが、状況を打開していくしかない」と思えたときの自分を振り返って、立て直しの転機を語っています。

例えば、自分が楽にいられる居場所を見つけたり、自分のペースで過ごしたり、自分の振舞いが他の人から干渉されなかったりすると「自分は尊重された」と実感できることを、仲間たちと確かめ合っています。また、生活者としての実感を持てるようになると具体的に他の人に助けを求められるようになり、孤立感・疎外感を和らげることができたことも語り合っています。

安心できる居住の場を確保することへの支援要請は、最もその頻度が高いものです。居住環境がストレス、緊張感、イライラなど健康に及ぼす影響が大きいことも確かめ合われています。また、周囲からのまなざし、生活音などに悩まされ、生活リズムを乱して体調を崩し、病状の悪化が引き起こされることも多く見受けられます。食や睡眠の場と、日中に過ごす場とを使い分けできるようになると、自分らしい生活をつくれるようになっていきます。プライバシーが保たれる居住の場が得られたとき、そこを足場にして、人と集う場、情報を得る場、新しい試みを始める場などに出向いていき、人との出会いが広がっていきます。

被災した人たちもまた、安心できる居住環境をまず必要としていることがさまざまに伝わってきます。急場しのぎの集団避難生活が、このましのぎにくい季節へと続いていくと、せっかく命の助かった人も、健康を損ねてしまい、これからの生活への意欲も削がれてしまいます。仮設住宅以外にも、早急に公営住宅、民間のアパート、ホテル・旅館などを自治体が借り上げる対応などが必要です。また、利用しやすいように手続きを簡便にするなどの配慮や、移住に伴う便宜を図るなど、一人ひとりが暮らしの場を選び直していくサポートをするための資金・人材の導入が急がれます。

無数の小さな試みからの変革

被災地では一人ひとりの〝立て直し〟に向けた無数の小さな試みが、もうさまざまに始まっています。その動きに、あらゆる方面や方向から関心と実質的な支援が注がれていくことで、住民主体の地域再生への道筋が切り拓かれていくものと思います。明らかになってくる深刻な事態に日々向き合い、これからの社会の全体の課題を皆が受けとめざるを得なくなってきています。

これまでの「柔軟さ」「即応性」に欠ける支援制度のありよう、現場に押しつけてきた負担、情報の提示の制御など、いろいろな制限・制約が浮上してきています。今回の地震、津波、そして原発事故によって露わになった日本社会の現実を前にして、私たちは、これまでとは違って、受け身ではなく、自分たちで考えて選び取っていくのだという覚悟を持つよう迫られています。しかし、そこにこそ、変革への道が拓かれていくとの可能性を見出し、絶望することなく、一歩一歩を踏みしめていきたいと思います。

【初出】
NEWS LETTER、【巻頭言】今、やれることから、つながっていく、二〇一一年五月、八一号、社会福祉法人かがやき会

直面せざるを得ない身体的不調を通して学び合う

▼二〇一二年一月

繰り返される隠蔽と無責任

二〇一一年は歴史的な年でした。等身大の生き方、暮らし方への転換が課題となりました。当り前のことと受けとめてきたことを、生活のあらゆる局面で見直すことを迫られました。先行きの見通しが持てないなかでここからどのように出立していくのかを問われ、重い課題を抱えての新年です。

大震災と原発事故による影響は不透明なままに、日常的に慣らされていくことが気がかりです。五感に訴えかけてこない、すぐには影響が出ない放射能に対しては、私たちが無防備になりがちであるからこそ、それがもたらす何年、何十年後に顕著に現われてくるであろう健康被害を考えて、対応の知恵を伝え合う必要があります。それぞれに守り合っていく試みやルールづくりをいま始めることで、これ以上の被害を防ぐ上で、まだ間に合うことはあるはずです。

放射能の影響の怖さが漠然と伝えられてきてはいるが、目に見えての被爆被害が現われてはきていない今、先行きの見通しの持てなさに不安が高められています。そのことを表現し、意見を交わし合う場や機会を創り出していくことが求められています。表現したことで不利益を被らないように、また表現したことが受けとめられ、分かち合われることで、疎外感や孤立感を募らせないようにすることです。

しかし、現実には、実態が不透明なまま、現状把握もされずに、一方的に〝収束宣言〟され、原発事故への責任も反省も、そこからの学びも全く見受けられません。事実が覆い隠されていくなかますます表現しにくくなって、抑圧と差別の構造がより強固になっています。メディアから流され続ける荒涼としたがれきの山は、原爆投下後のヒロシマ・ナガサキの光景と重なりますが、あの多大な犠牲の後にも、チェルノブイリ、スリーマイル、フクシマと惨事が繰り返されています。

この容赦のない現実にあってなお、起こってくることを見過ごすことなく、他人任せにせず、一人ひとりが自分の人生を創っていく主体として表現していくことを大事にしたいと思います。

私たちが、日常的にあることとして受け流してきたことが、実は社会の進む方向を決定づける重大な選択であったことを、これまでも思い知らされてきています。経済の発展、国家の繁栄、そして今ここでまた大復興計画などといった大きなものを優先し、その存続繁栄のために、命あるものに対しては犠牲を強いています。一人ひとりのかけがえのない〝今〟が、ないがしろにされています。戦争も公害問題も、今回の原発も、同じ犠牲の構造によって人々が苦しめられてきたことを象徴する惨事です。このような苦悩に満ちた過去の経験や他の人の経験を生かしていくには、私たちが絶えず自分に引きつけて重ね合わせて考えられる想像力を培っていく必要があります。

〝受け皿〟としての身体

昨年、二〇一一年は、震災後とくに、誰もが「これから先、どうなるのか」「何が起こるかわからない」と漠然とした不安と懸念を募らせ、不安定になっています。ケアセンターにおいても、メンバーの多くが緊張やストレスを高め、日常のペースを乱して、体調を崩す人が多く見受けられます。生活のなかの些細な変化にも不安が先立ち、それが増大していきやすい人たちにとって、この間は、ケアセンターを上手に利用しながら、自分なりの立て直し方を幾度となく試みなければならない〝チャレンジの連続〟でした。持病の高血圧症や、糖尿病、悪性腫瘍などを抱え、一人暮らしの維持が難しくなっているメンバーも多くなっています。

その一人であるAさんは、腰痛、歩行の困難さ、転倒のしやすさ、眼の異変、胃腸の不具合、息苦しさなどいくつもの身体的不調に同時に見舞われ、落ち込みがひどかったのですが、スタッフによる一般病院への受診同行によって支えられ、さまざまな診療科の治療を活用していくことに挑戦し続けました。スタッフや仲間のつながりで支えられ、医療や福祉サービスの使い方を学び、ヘルパーさんや保健師さんの助力も得て、年末になってようやく、いつものペースを取り戻してきています。いまAさんは、落ち込んで動きの取れなくなっていたときの自分よりも、それを乗り切れたことの充実感が勝っているのか「仲間や保健師さんたちから、ほめられているんですよ。Aさんは社会資源をたくましく使っているねって」「自分としては、痛いところや辛さや大変さをどうスタッフに言えるかと、努力しているんです。そうしたら、いろいろな科のいい先生のところに何回も一緒に行ってくれて、うまく治療を受けられて、やれやれですよ」などと、自分の努力の甲斐があったことを実感している自分を認め、そのことを伝えてきています。

五十代のBさんは、身体の異和感に敏感で、頻回の電話をしてきて訴えを繰り返し、受け手であるスタッフは確かめようがないので、もどかしさを感じていました。Bさんは、老いた母親を看取ったあと、父親の保護者としてその入院を手伝い、一人住まいを続けていましたが、検査のため緊急入院し、手術を受けることになりました。その手続きや連絡などで、親族へ助力を求める必要性に迫られたことをきっかけに「身内サポートの立て直し」に取り組むことになりました。Bさんは命が危ぶまれるような重篤な状態に陥ったものの、苦痛に耐え、一命を取りとめ、親族、ケアセンターのスタッフ、親しい仲間とのつながりのなかで想像以上の生きる力を発揮し、幸いにも退院に至りました。体力の回復と通院、一人暮らしの準備、そして、長らく留守にしていた住まいの整備などの課題を抱えてBさんは、ひとまず、ケアセンターの一時（短期）宿泊室の利用を選び取って、合併症の併発を見守られながらの療養生活に踏み切りました。メンバーもスタッフも、その生命力と頼もしい回復の姿に感動し、勇気をもらっています。Bさん自身も、ひと山越えた達成感のようなものを感じているからでしょう、仲間たちとの打ち解けた交流が見受けられます。スタッフにとってもまた、Bさんから手伝って欲しいことや困ったことが、その時々に顔を合わせて表現されるので、身体的な異和感や支障などを直接に確かめ合うことができ、協働し合う関係が深められています。

聴覚障害の不自由さも抱えながら、ケアセンターの共同ホームに暮らすCさんが、年の瀬が押し迫ってから「路上で打ち身をした」と、痛みを訴えてきました。取りあえず、湿布をして冷やす、検温して発熱の有無を確かめる、吐き気をチェックし食事のしかたを見守るなど、そこですぐ対応できることをしながら、Cさんの表現を支え、確かめ合いを試みました。Cさん自身も筆談や身体を使って打撲部位や痛み具合を示そうとし、積極的に自分の状態を伝える場面を頻回に持てるようになりました。聴覚と発語障害によって、一人の世界に入り込みがちなCさんですが、自分の楽になることに向けて他の人に発信し、協力を得ようとする体験を積み重ねていきました。この体験は、スタッフにとってもまた、身ぶり手ぶりで身体を媒介に意思の疎通を図っていく体験となり、それによって医療につなげていくサポートも担いやすくなっています。あるスタッフからは「今回の手当てを通して、互いに意思の疎通のしかたが確かめ合え、Cさんの人となりがわかった気がする」との発見が伝えられています。

外出先で意識を失い、倒れているところを発見され、救急車で病院に運ばれたDさんは、ケアセンターとの連絡がつき、スタッフが駆けつけたことで安堵感を得、一般病院での入院治療を選び取りました。懸念される身体的な疾病の精密検査も受けて、無事、短期間の入院期間を終え、自分が望むケアセンターの一時（短期）宿泊室をその後の療養先として希望しました。しばらく留守にしていたアパートへの往来にスタッフの助力を得、また見舞う仲間たちからは「無事、生還」と尊敬を集めて、その交流を楽しみながら療養している姿に、老いの時期を自分らしく生きていくDさんの覚悟のようなものを感じさせられ、教えられています。Dさんは「俺はラッキーだな。倒れたとき、すぐ見つけてもらって助かったよ」と、今はもう就労センター「街」での仕事を再開しています。

仲間たちとの交流の場で、独特の存在感を示しているEさんは、自分ががんを患っていることを仲間たちに自分から率直に語っていました。手術で入院するときにも「ここに帰って来られるかどうかはわからない」と仲間たちに伝え、心境を吐露したことで、自分の〝重荷〟を受けとめてもらえていたのかもしれません。また、仲間たちも、Eさんが厳しい状態にある病気の症状と、死に向き合おうとしている姿を直接見聞きすることで勇気をもらっていたのだと思います。

先春、手術を受けた直後、Eさんが病院から直行して仲間たちとの交流の場に現われたときは、皆の驚きといたわりのまなざしが注がれました。その春の季節を過ぎて、今も、Eさんは手術後の身体をいたわるようにしてケアセンターに出向き続け、仲間たちに囲まれながら自然な居方を獲得し療養している姿があります。

下肢の骨折をしたFさんは、一人で日常動作ができるようになるまでケアセンターの一時（短期）宿泊室を使うことになり、親しくしている仲間が受診時の付き添いや買い物を手伝う試みが続けられていました。そのことを仲間やスタッフに見守られるなかで、互いを思いやる気持ちを育くんでいっていると感じられました。手足の不自由さが、具体的に見聞きできるあいだは本人も頼みごとをしやすく、手助けしてもらう心地よさを味わうことができ、手助けしているメンバーも、手伝えることがはっきりしていて役に立っている自分を確認でき、充実感を持ち合えているようでした。回復に伴って、仲間としての交流のしかたを見直して、その後の関係の持ち方を確かめ合い、学習していった様子も伝えられてきています。

以上、身体の不自由さは、目に見えるので、できないことを具体的に伝えやすく、手伝う側も分担しやすいという面があります。また、伝えられることで手伝う側もすぐの対応を優先する必要に迫られることも多く、干渉がましさを感じるのではないかとためらうことなく、確かめ、見届けていく動きをつくりやすくなります。このようにして、身体の不調・変調をきっかけに一人ひとりが周囲の人に自分の辛さや苦しさを伝える方法を獲得し、困ったときの対処のしかたを身につけていっています。日頃の自分の生活のしかたを見直す機会にもなり、この経験を通して、自分をいたわることをも学んでいます。自分の身体的な異変という現実に直面するなかでも、その対処のしかたを学んでいるメンバーたちからの、そのつど意味深いフィードバックを受けて、スタッフも一緒に学び合っています。

身体的不調からの回復過程で取り交わされている経験

身体的な不調からの回復が目に見えて実感でき、自分が努力した甲斐があることを知り、また苦痛の緩和によって自分が大切にされた実感を持つなど、自分が助けの求め方を身につけられれば「楽になる」「助かる」という体験をすることを通して、いざという時の安心感を持てるようになっています。また、経験の幅を広げていくことにも、つながっていっています。例えば、自ら助けを求めたことを通して、救急隊員、病院の職員、関係者など、見知らぬ人との接触の機会が多くなり、また、治療の選択や回復の過程に応じて諸々の手続きを求められ、さまざまな距離を保ちながら、いろいろな自分を表現することを経験しています。

どのような時に、どのような人の力を借りることができるのかを、言葉によるだけではなく、具体的に表現したことに添って対処する人が立ち現われることを通して学んでいます。周囲の人が自分を大事にしていると具体的に見聞きできた安堵感に加え、いざという時に援助要請できる〝人や場〟を確認できたことで、親族や知人とも一定の距離を保つことができるようになっているようです。

精神障害を抱えながら、いま一つの身体の病気を克服してきたことへの自信や、受療する過程で多様な人とかかわれたことで、自尊心を高められている様子も感じられます。それが仲間にも伝わり、仲間のなかでその人の存在が受け入れられ、認め合い、支え合う雰囲気が生み出されているように思われます。

身体的な変調を手がかりとしたアプローチでは当事者との身体感覚の共有が行われやすいことも、かかわる側の気持ちを楽にしています。痛む、腫れている、熱っぽい、痺れがある、頭が重い、体がふらつく、手指がつるなど、身体が発していることに一緒に耳を傾けることで、それぞれの生きてきた歩みのなかでの〝病いの記憶〟が語られてくるときもあります。身体に限局し、その部位も示されてくるときは、かかわる側もそれを媒介にして相手の表現を促し、自己対処の力を発揮していく場面にしていくことが試みられています。

身体の変化や支障は、誰にも起こり得る事柄であり、人生の節目には誰もが見舞われることでもあるので、互いに受けとめやすく、いろいろな人との接点ができ、共通することを見出すことにもなります。自分がどうしたいかをためらわないで表現し、自分がやれることが見出せると、できないことを人に頼めるようになっていき、経験の幅を広げていくことになります。身体の動きを制限されている時には、自分が頼んだことにすぐ対応して、周囲の人たちが積極的に使われる様子を具体的に見聞きすることもできるので、支援を受けている自分を認めやすく、関係の持ち方も柔軟になっていくように感じられます。

自分の経験していることを生かして表現し合おう

ここケアセンターでは、一人ひとりが日々いろいろな局面で自分を表現することを期待されながら、現実と向き合っています。そこは、一人ひとりの生き方、その小さき多様な物語が際立つ場ともなっています。一人ひとりの生きようから、互いに勇気や励みを得て、自分の経験していることが決して無駄にはならないことを確かめ合えているからでもありましょう。

身体の不調や苦痛によって「待ったなし」の現実に直面させられることも多くなっていますが、その一方で表現のしやすさ、手立ての見出しやすさ、かかわる側の想像しやすさ、共有のしやすさなどによって、互いの経験を分かち合い、積み重ねていく方法を学んでいます。こうした自分の経験を蓄積する方法が他の場面にも生かされ、多様な人とのつながりのきっかけとなっていることも把握されています。

何度でも繰り返し主張したいのですが、今回の被災の経験のように、当事者が抱え込まされ孤立させられ、分断させられていくことなどのないように、表現し合い、分かち合い、それぞれの立場でできることを通してつながっていくことで、これからを生きる〝覚悟〟を互いに持ち続けていきたいと思います。私たちの社会は権威や権力などの大きなものへの依存がいまだに根強くあり、そうした流れにそっていない考え方や生き方は意味がないかのようにされて、一人ひとりの個別性や、その多様性もないがしろにされてしまいます。既存の大きな流れの外に置かれてきている人や、そこに生じていることにも関心を注ぎ、小さき多様な物語を大事にしていきたい、そのようなことを保障する場づくりに向けて、今年も一緒に励んで参りたいと思います。

【初出】
NEWS LETTER、【巻頭言】直面せざるを得ない現実の一つとしての身体を通して学び合う——一人ひとりの〝物語〟に出会う（その一）、二〇一二年一月、八四号、社会福祉法人かがやき会

〝働くこと〟と〝働くことを支えること〟

▼二〇一二年五月

震災・原発事故から一年余り

東日本大震災、そして原発事故から一年余りが経ちましたが、依然として余震は続き、放射能汚染は五感に訴えてくるものではないだけに、ますます私たちを脅かしています。あらゆる生命体を破壊する放射能汚染については根拠のまちまちな数値が示され、何も明らかにされていないなかで、原発再稼働への動きが強まっています。三月末に訪れたフクシマは、まだ雪が舞い降りていました。森の静かな佇まいや豊富に湧き出ている温泉に、かけがえのないこの自然を、遠い未来にまで台なしにしてしまったと、改めて思い知らされました。被災地の人たちの苦悩は、避難先での生活の寄るべなさ、見通しの持てなさなどにより、ますます深められています。農業・漁業・林業・畜産業など、自然に働きかけて、その恵みと命をいただく大事な営みへの衝撃は取り返しのつかないほど大きく、再生への道のりの遠さと険しさとを思い、打ちのめされます。今回の経験によって、一人ひとりは生き方・暮らし方を見直させられ、新たな人とのつながり方や、地域の結びつきを創りだそうとし始めています。しかし、そうした個々の試みや、新しい動きを汲み上げる〝意思決定のしくみ〟を、私たちの社会はまだつくれないでいます。

現場で実際に体験している人の表現が尊重され、そこで試みられていることを互いに活かし合うことです。それによって「私たちは、何を大切にして生きていくのか」「どんなことを優先する社会をつくりたいのか」について対話できるようになるのではないでしょうか。今度のことでいっそう明るみになったこの日本の社会にはびこる旧来の固いしくみを、変えていきたいと思います。

かがやき会に集う仲間たちは、被災地の人たちが生活の基盤を奪われた辛さ、苦しさ、そして、生活の立て直しへの支援の立ち遅れに対し、自分の経験と重ね合わせて受けとめています。例えば「安心できる居場所を持てたとき、やっと自分を取り戻せた」「自分なりの時間の過ごし方ができるようになり、初めて周囲が見えるようになった」「出かけていく場所が見つけられたときに、生活に張り合いが持てた」「仲間から待たれている場があることで、自分は一人ぼっちでないと思えた」「自分の得意なことを発揮できるようになって、楽しみの時間が増えた」「人と一緒にやれることが見つかり、自分が役立っていることを感じて、自信がついた」など、地域での生活を立て直してきた自分を思い起こし、被災地の人たちの生活再生への取り組みを、共感をもって受けとめています。

そして、自分が経験してきたことが、苦境に陥っている他の人を理解する上で役に立ち、価値あることだと捉え直すことにもなって、自己肯定感を高めています。

働く場で経験していること

就労センター「街」を開設して十二年が経過した今、振り返ると実に多様なメンバーがこの場を使い、それぞれに働き方を試みて、新しい経験を積み重ねてきています。仲間たちが生き生きと働く場に加わり、協力し合って一つのことをやり遂げることによって、充実感、達成感などを味わい、経験の幅を広げてきています。自分がどんな時に、どんなことでつまずきやすいか、また、どんなサポートを得られれば、自分を立て直していけるのかなどについて、具体的な場面から学んでいます。たとえ、つまずきや失敗があっても、立て直していくことを見守られ、支えられる安心感を持てるようになると、次の試みを動機づけられ、そのときの経験を生かしていこうとを励まされていくようです。

働くことを選び取ったメンバーにとっては、日常の暮らしを保持しながら働く場に一定の時間、自分の身を置くことを求められ、自分の時間を自分で組み立て、使っていくという厳しくも充実した体験をしています。働く場では、他の人と協働して仕事を成し遂げていくなかで、自分の担う役割を確かめ、その責任の担い方を学んでいます。

働く場で浮上してくる課題には、一人ひとりが自分の生活に〝働くこと〟をどのように位置づけているかが反映され、それぞれの生活のペースのつくり方、バランスの保ち方も影響しています。例えば、遅刻や休みが多くなったことで働く場での緊張やストレスが高まり、睡眠・食事など生活のリズムやバランスが崩れ、作業場面での失敗やつまずきが目立ってきたりすることで、自分の体力や集中力が落ちていることに気づきます。また、疲労感が見過ごされた結果、苛立ちや焦りを感じ、それが対人関係のトラブルの原因として表面化してくることもあります。

これらの働く場で浮上してくる課題を手がかりに、一人ひとりが自分の病気や体調との折り合いのつけ方を学ぶことが迫られています。生活面のサポートや、医療面からのバックアップを得て、課題を乗り切っていくことが必要になります。直面している〝困りごと〟を早めに表現する力を身につけて、頼りにできる人の力をどう借りればよいか、また治療関係者をどのように活用するかなどを学んでいきます。

〝働くこと〟を支える日常生活

メンバーが働く場に姿を現わすまでには、日常的な細々とした家事も含めた生活面の自己対処術が、当然のこととして求められてきます。例えば、掃除や洗濯、食品・日用品の買い物をしておく、休息と睡眠の時間を確保する、起床し洗面して身支度を整える、食事を摂る、戸締りをする、電車やバスなどの交通機関を使って定刻までに働く場に到着するなどが〝働くこと〟の前提となっています。また、定期的に外来通院し、服薬を継続する、役所に出向いて医療・福祉サービスの利用手続きをするなども〝働くこと〟を選択するときの前提条件となります。不都合・不具合が生じたときは職場に連絡すること、家主や町会役員など関係者のところに出向いたりすることなどもあります。

それらのうち、ある部分や側面については、家族や身近な人からのサポートを得られる場合もありますが、一人暮らしのメンバーにとっては、生活のバランスを崩さないように気を配り、体調を整え、体力を維持し、病気をコントロールするための助力の得る方法を習得していくことも必要とされます。そしていざ、働く場で作業に取りかかるときも、自分の気分を整えること、集中力を高めていくことなど、自らの〝働くこと〟への構えをつくるという大事なことが求められます。周囲の人と挨拶を交わし、作業の段取りを確かめ合うなど、人とのコミュニケーションを図り、いよいよ作業場面に加わることになります。

一般にそうした日常生活の維持は〝できて当たり前〟と思われているので、その負担の大きさや価値などは認め合われにくいものとなっているようです。また、日常生活はプライベート空間で行われているので、周囲から見えにくく、できないこと、滞っていることを他の人に伝えていくときには、ためらいもあります。どのような手助けをしてほしいか、自分でもわからないため、他の人にも頼みにくいものでもあります。とりわけ病気のため、日常生活で当り前に学べるようなことを家庭で身につける機会や時期を逸してしまっている人も多く、自分が「何にどう困っているのか」を伝えられないでいる場合も見受けられます。こうした生活経験の乏しさ、助力の求めにくさも加わり、働く場での仕事の流れに添えない動きが目立ち、ぎこちなさ、あるいは不安定さが増して、せっかくの作業能力を発揮しにくい状態にある場合も見受けられます。

二〇一〇年十一月二〇日に行われた就労センター「街」の十周年記念の集いの折、メンバーを中心にOB、家族、支援者、ボランティア、スタッフ等を交えて行われた話し合いで、働く場で経験していることを通して暮らし方のペースができたことなどが、それぞれの発言や、アンケートに寄せられた声として語られました。その一部を、就労センター「街」十周年の集いの報告集から抜粋し、以下に紹介します。

「ここに来るまでは、家でゴロゴロしていることが多かった。『街』に通うようになってリズムが整った。仕事をやるようになり、張りができました」「疲れたとき休むことができるようになった。自分で仕事と体調をコントロールしながら働くことが身についてきました」「『街』で働いて、時間の使い方が上手になりました。しっかり働く時間と休息のバランスがとれるようになりました。家に帰ってからも活動する時間と休息を考慮しています」「最近一人暮らしを始めたが、光熱費の支払いや食事のことなど自分でしなければならないことが多くて大変。今は働いた次の日は一日寝てしまうので生活を整えていきたい」「生活のメリハリがついて、夢が持てるようになった。まずは一日に三時間、働くことを続け、少しずつ時間も日数も増やしていきたい」「家に閉じこもって、何をしたらよいかわからなくなっていたので、友達ができて、遊びに行けるようになったのが一番よかった点です。また、リズム感が毎日の生活に成り立ってきたことです」「時々、体調不良などで、起きられない日があることです。それでも歯を食いしばり、一時間遅れ、二時間遅れでも来ることにしています。それもできないで休んでしまう日もあります。今、眠剤を変えて、身体が合うまで闘っているところです」

多様な人との交流を通して距離のとり方を学ぶ

それぞれの働き方を試みる場では、人の出入りが多く、いろいろな人の経験を見聞きすることができます。働き方を工夫したり、困ったときの人の力の借り方を見習ったり、自分の経験と重ね合わせて、互いを理解し合う幅が拡がっていることが語られてもいました。

「街にはいろいろな人がいた。人とかかわって、これまで失われていたものを取り戻している。いろいろな人の痛みがわかるようになった」「コミュニケーションが苦手で、ひきこもっていたけれど『街』に来るようになって、いろいろな人と話すことの楽しさや働くことについて考えられるようになった。人と触れ合うことの楽しさが感じられ、嬉しかった」「自分から人の輪に入るのが苦手だった。仲間が声をかけてくれて、少しずつ打ち解けられるようになった。朝のミーティングでその日の体調や思っていることについて話す機会があってよかった。仕事で声をかけ合うことの大切さがわかった」「人見知りで人と接することが苦手な私ですが、いつからか、ここの集会室に入るとホッとするようになりました。プライベートなことを根ほり葉ほり聞かれないので、気が楽です」「ここでは人と人がちょうどよい距離感で接してくれます。元気な時はおしゃべりするし、具合が悪い時はそっとしておいてくれる。困ることがあると話を聞いてくれる。病気をオープンにすることがこんなにも楽なものか、とびっくりしました」「来る日も来る日も、同じ作業を繰り返して、一つひとつできることが増え、楽しく感じたり、自分の力を信じられたり、仲間を頼れたり、一人の力だけでなく周囲も信じることができるようになったと思います」「自分が思った以上に完全主義者だったことに気づきました。店が混雑した時などは、お客様に迷惑かけないようにと一人で焦って、悪戦苦闘したりもしましたが、なかなか思った通りには、事は運びませんでした。スタッフの方や保健師さんに相談して、考え方を変えられるように努め、今では多少迷惑をかけるようなことがあっても、他のメンバーの人たちも働いているので協力し合ってやっていこうと思えるようになりました」「病気を自覚するまで、時間がかかった。自信を失っていたが、スタッフに見守られながら、自分の提案が仕事のなかで実行されたことで、少しずつ自信がついて、一般就労への動きにつながった気がする」「みんなから、私たちは普通の生活を獲得できる可能性があることを感じました。しかし病気を治すことは、非常に困難を極めるということも感じました」

生活支援の一環としての就労支援

以上、精神障害を抱えながら、働くことを選び取っている当事者たちは、働く場での経験を通して、自分の活かし方や認め方、仲間や社会とのつながり方、生活の場での支援や他の関連資源の使い方を獲得しながら、自分らしい生き方・暮らし方をつくっていこうとして挑戦を続けています。その過程で、一人ひとりの発想のしかたや取り組みが尊重され、経験していることが意味あるものとして認め合われ、自分に向き合ってくれる人を得ることで自己肯定感を高めています。

私たちは、生活支援の一環として就労支援を位置づけ、働くことを切り口に、メンバー一人ひとりが生き方・暮らし方・病気との折り合いのつけ方についての現実的な課題を確かめ合うことを大事にしています。既存の就労支援制度は働く場面にだけ焦点をあてて考えられ、支援メニューがますます細分化され、当事者にとって使いにくさが強められてきています。そのため、多様な選択肢を提示しながら、当事者の主体的な取り組みを支える〝場〟を維持し、運営することが、ますます厳しいものになっています。ここ、かがやき会において、これまで培ってきている〝場〟の使われ方の柔軟さを保ち続けることを大事にして、これからの担い手たちが当事者と共に引き継いでいく勇気と覚悟を持ってほしいと願っています。

【初出】
NEWS LETTER、【巻頭言】働く場で浮上してくる課題に取り組み、一人ひとりが生き方・暮らし方をつくっていく、二〇一二年五月、八六号、社会福祉法人かがやき会

一人ひとりの〝物語〟に出会う

▼二〇一二年九月

震災から二度目のお盆――原爆と敗戦への思い

3・11大震災から、二度目のお盆を迎えました。被災地では、亡き家族、友人、知人が帰ってくる仏事に救われて祈りを捧げ、生き続けていく勇気をいただいたことでしょう。所縁ある人を彼岸から迎え、花々やご馳走で接待し、送り火を焚く古くからの鎮魂の習わしは、被災後たまたま生の側に残された者にとって、彼岸の人との語らいをよみがえらせ、癒しの時をもたらしたことでしょう。

この夏、再び私は被災地を訪れましたが、その地で暮らしてきた人々のなかには、一瞬にして引き離された近しい人たちと一緒に生きている時間が流れ続けているのを感じさせられました。破壊され、流された家々の跡の土台の石、人影のない廃屋、荒れて草のむしている田畑、壊滅した漁港の残がい、その先に、海の恵みを台なしにされ荒涼とした沿岸が続き、がれきの山々が強い風にあおられていました。この膨大な喪失を眼前にして、生活基盤を根こそぎ奪われた人たちの苦悩と無念さに胸つかれ、これ以上〝復興〟のなかに広がる較差を見過ごしてはならないとの思いを強くしました。

八月のマスメディアは、例年にもまして、戦時下で隠蔽された悲惨な事実を、老いた元兵士や被爆者に語らせていました。被爆の後遺症に苦しんできた人たちが、原爆投下直後の地獄絵の目撃者として、痛恨の記憶を語りだしていました。また、食料も武器もない戦場に置き去りにされて、九死に一生を得た元兵士たちが、封印してきた過酷な体験を吐露する老いた姿が映しだされていました。そして、地上戦で多くの島民たちの命が奪われ、敗戦から六十七年を経た今もなお、米軍基地としての犠牲を強いられ続けている沖縄からは、悲憤のメッセージが届けられています。今回の原発事故もまた、これと同じ構造の指導者たちの情報操作と無責任な対応が露わにされてきています。ジャーナリズムもまた、戦時の報道のあり方への反省を活かしきれず、その体質が問われています。

現下の八方塞がりの状況を切り拓いていくには、現場に在る者たちを孤立させることのないように、より多くの人たちが自分のできることを見つけてつながり、そこでの経験を発信していくことです。それを自分のこととして受けとめる覚悟と想像と力が、私たち一人ひとりに求められているのではないでしょうか。

人生のもう一つのステージの始まり

ここ、かがやき会では、一人ひとりが自分や自分の周囲に生じていることに向き合い、そこでの体験を表現することを期待されています。自分自身や自分の生活についての意思を言葉にして、他の人に伝えていく力を獲得することを期待されています。仲間の姿や体験を見聞きすることで自分の症状や問題などを重ね合わせて考えることができ、自分の現実への対処のしかたを広げています。また、いろいろな立場の人たちとの交流を通して、自分が人に与えたり与えられたりする立場になり役割を担うことで、主体者としての自覚が育まれています。そして、語る相手や表現のタイミングを選び取ることを励まされ、じっくり向き合うことによって、バラバラになっていた体験をつなぎ合わせ、自分にとっての意味をはっきりさせることを動機づけられます。

メンバーの多くが人生の出発の時点で認めがたい〝病気〟を経験し、夢や人生設計を変えざるを得ない状況のなかで、悩み苦しんだ辛い時期を経てきています。その治療や療養の過程で幾度かの挫折を乗りこえながら、自己発揮できる場を探り続けています。

そして今、青年期から数えて三十年から四十年以上にもわたる厳しい道のりを歩んできたメンバーたちは〝老い〟という人生のもう一つのステージの始まりを迎えつつあります。出立の時期に社会経験や対人関係が狭められ、職業選択に必要な資格や技能習得の時期を逸しているなど、いくつものハードルに直面させられるなかでのチャレンジでもあります。無論、老いをどう迎えていくかは障害者だけに限ったことではなく、同じ時代に生きる誰にとっても共通する課題です。その一人として一緒にスタートラインに並んで立っている今の自分を大事にして、生きていく〝物語〟を紡いでいってほしいと思います。

NEWS LETTER八四号の巻頭言においても、こうした課題に共に取り組んだメンバーたちが、生活するなかでの〝発見と学び〟を語っています。具体的な身体的苦痛や支障に直面させられたときに、メンバー自身がその辛さや苦しさを他の人に伝えていく方法をどのように獲得していったかが表現されています。それぞれのメンバーが〝困りごと〟を言葉にして、早目に他の人と確かめ合うことのできた変化を語っています。自分が伝えようと努力したことで必要な支援が得られて、回復してきた実感があったからなのでしょう、自己肯定感を高めていることがわかります。

身体的不調や異変をきっかけにして、他の人の力を借りて、現実にうまく対処できた経験によって充実感や達成感を高めています。そのことで、メンバーそれぞれは自分の周囲や外の社会に目を向けるゆとりを持てるようです。そして、これまで先送りにしてきた、これからの自分の暮らし方を選び取っていくことを迫られていくようです。安全な空間で守られていた快さから、再び厳しい現実に直面化させられることにもなります。なかには、先行きの不安を募らせられて、その現実から遠ざかろうとして、足踏み状態になってしまう場合も見受けられます。

〝老い〟のなかで自分が〝主人公〟であり続けるために

ここ数年、親の持ち家で、親と同居しながら自分の生活のペースをつくってきたメンバーの何人かが続けて年老いた親を看取り、見送る経験をしています。そして、看取ったあとに、自分自身の暮らし方を選び直していくことを迫られるなかで、多面的な支援が必要となっています。親と同居していたときは、居住の場が確保され、見守られるなかで暮らし、そのまま一緒に住み続けていくことも、当然のことのように思えていたのでしょう。なかなか一人暮らしをする現実感を持てずに、漠然とした先行きへの不安を募らせています。

親を亡くし、その持ち家が遺された場合、傍目からは経済的に恵まれた条件であるはずのことが、当事者にとっては、古くなった家屋の維持・管理、整理・整頓、生活の場での細々としたこと、あるいは庭の手入れや塀の整備、近隣との付き合いなど、心身の負担は相当に大きなものになってきます。一方で、使える現金の有無、同胞からのサポートの有無、親類との関係などによっても大きく影響されています。一方で、バブル期とは違って、不動産の売買や貸借がむずかしくなっている社会状況があることも、持ち家の処分などを困難にしています。誰にとっても一人では抱えきれないほどの責任と負担がのしかかってくるので、それを分け持っていく他の人との組み方をつくっていくことが課題となります。親亡きあとは、それまでの一対一の支援関係を通して得られていた安心から、社会の多様な関係のなかで自分の暮らし方を選び取っていく大きな決断に迫られることになります。いろいろな立場の人や関係機関の支援を活用していくことが求められ、メンバー自身が〝主人公〟となって「自分は何をどうしたいのか」を決めようとしない限り、先へ進めなくなります。自分は何を手助けしてほしいのかを、周囲からの関心が注がれるなかで、自分で選択し、決めていくという実感を伴った体験を積み重ねていく必要があり、自分が自分の人生の〝主人公〟であることを認めていくという大事な取り組みが望まれます。

自分の持っている社会・経済的な条件や、身内との関係、自分で物事を決めていく上での能力や経験などの制約についても、不利益を受けることがないように確かめていくための支援が必要となります。例えば、権利擁護に関する情報や支援を活用する場合にも、それまでかかわりを持ち続けている信頼のおける人との関係に基づく〝つなぐ支援〟が求められます。また、具体的な事実や条件がはっきりしてきて当事者としての決断が必要となるにしたがい、ストレスや負担感が増していく場合もあります。再び、内向きになって、こだわりを強めたり、決めることを回避して立ちすくみの状態に陥ってしまうこともあります。

自分の持てる条件を活かして、暮らし方を選び取っていくには、自分のペースを守りながら、動いていけるだけの時間を要します。ケアセンターの共同住居や一時（短期）宿泊室の利用なども、その準備期間として、活かされていくことが望まれます。

〝遺された家〟という現実的に直面して

Aさんは、五十代になって両親を相次いで亡くし、郊外の一戸建てが遺され、自分がどこでどう暮らすかを具体的に選択し、決定していくことに直面させられています。体調を崩して入院して、家を空けたままにしていたので、退院時は住める状態になく、共同住居の利用を選びました。そこで体調の回復を図りながら、人権擁護に関する支援を使い、相続と財産管理のサポートを得ていきました。

共同住居で安定した暮らしを続けている今の時期を、Aさんがこれからの生活設計に向けて具体的に考え、いろいろと試み、現実的な選択と決断をしていく準備期間として活かせるように働きかけています。

家に住みたいのかどうか、また住めるようになるには何が必要か、例えば空き家になったままの家屋の掃除、修繕、庭の手入れなどをどうするか、業者に依頼する場合は費用を払えるかなど、Aさんが自分の持っている条件を現実的に検討するための支援が必要です。Aさんが大筋で選んで決めていくことで、支え手たちはその方向に添って一緒に動くことができます。Aさんの持つ条件やその意思を現実と突き合わせていく支援の一環として、住み始めるには差し当たって何が必要かを具体的に検討し合うため、同行訪問なども試みています。Aさんは、これまで信頼して相談してきたスタッフと共に、必要な支援者とのつながりをつくったり、公的な相談機関や司法関係者などの資源を使うための行動を起こし始めています。

こうしたいろいろなレベルの困難に直面しているメンバーたちの歩みは、老いても、障害をもっても、共に生きていく社会の実現をめざすパイオニアとしての役割も果しています。例えば、権利擁護制度を使いやすくするため、当事者として困ったこと、必要となったことを表現することは、必要な社会支援を創りだしていくことにもつながります。現状では、司法関係者は精神障害者と仕事をした経験が浅いこともあり、互いに理解し合えるようなサポートが必要となります。また、本人の体調などによっても、受けとめ方の揺れ幅が大きくなりがちで、約束ごとを一貫させていくための支援が必要となることもあります。社会のルールや約束ごとにそって本人が共の動きをできるように、多様な支援者との組み方を支えていくことが求められています。

多様に、生き切ったかのように

今年の春、心疾患で急逝したBさんは、亡くなる直前まで、どこか達観して日常を楽しんでいる面を見せていました。そして亡くなったのち、仲間たちやスタッフからBさんの仕事の頑張り方、遊び方、人づき合いの多彩さなどが伝えられてきて、いろいろな面で自分らしさを発揮していたBさん像が、改めて浮かび上がってきています。与えられた人生を生き切ろうとしてきたBさんの来し方の努力に思いを馳せています。

就労センター「街」でのBさんは、メンバーからも、スタッフからも期待され、頼りにされ、存在感がありました。本来の律義な性格によっても、また年長者としての責任感も高めていったのでしょう、かつて働いていた当時の自分を取り戻していき、自尊心を保ち続けていたように思われます。

想像を絶する大変な経験をくぐり抜けてきたのちに、Bさんは四十代後半で退院先を共同住居とすることに合意し、ケアセンターの仲間やスタッフとの出会いを得て、新たな暮らし方を決めていく準備を始めました。妻子との別離を受け入れ、五十代でアパートでの一人暮らしを決断したBさんは、多くを語ろうとはしませんでしたが、自分なりの人生を生きていく覚悟のようなものを感じさせていました。

「街」で働いているときは、口数が少なく、黙々と仕事をやりこなしている姿が、誰の目にも印象に残っています。メンバーたちから慕われ、よく相談も持ちかけられていました。「そんなもんだよ」「そういうこともあるよ」などと、力むことなく、よい聞き手となっていたようです。仲間たちから信頼を寄せられ、調整役・まとめ役になって、仲間を誘って遊びに出かけ、趣味を一緒に楽しみ、泊まりがけの小旅行にも仲間の一人と連れ立って出かけていました。

スタッフの動き方も見えていたようで「仕事はそんな甘いもんじゃない」「職場はもっと厳しいもの」「今の若いもんは身体の鍛えがないねえ」などと伝えてきていました。以前の職場を振り返ってなのか「俺も仕事をなめていたのかな」などとつぶやいていたと聞かされ、その人生経験の深いところで日々発見していることがあり、それらは思いもかけない局面での気づきであったり、意外な角度からの受けとめ方であったりしていたのだということを教えられました。時折、ケアセンターに顔を見せては「管理者は苦労が多いでしょ」などと言葉をかけてきて、かつての自分の辛い経験を滲ませて、話し込んでいくこともありました。

病気のコントロールが困難な状態に陥ったときにも、自分を人に委ねて放り出すような面を示すことなく、症状に苛まれながらも、これまで獲得してきた生活を続けていく意思を表明し、退院を希望して、クリニック医師との関係を保ち続けて乗り切ることを選び取りました。仲間たちやスタッフが案じて休息を勧める提案をしても、受け入れがたい状態が続いていたこともありましたが、クリニックへの同行受診を重ねることでギリギリの限界の状態にあることを自分なりに確かめ、やっとのことで納得したということもありました。また、ケアセンターの一時（短期）宿泊室を利用することを選び取って、服薬や生活のリズムを立て直そうと試みたこともありました。

さらに、立場や距離感の異なるスタッフを使い分けながら自分のペースを取り戻していこうともしました。

例えば、自分が突っ走ってしまうときは壁になってくれて、いざというときには一緒に動いてくれるスタッフとの信頼関係、また自分が人生の先輩者として楽な気持ちで言葉を交わすことのできるスタッフとの心地よい関係、そしてまた、時折会って、自分の状態や担っている役割を確認し、世の中一般の年長者同士として話ができる管理職の立場にあるスタッフとの関係などを、Bさんなりに位置づけ、使い分け、自身の体調の変化や回復の過程を語らい、私たちの経験を豊かなものにしてくれました。

老いのステージを迎えつつあるなかで、幾度も身体の不調や怪我によっても危機的状況に遭遇しましたが、それにめげることなく、そのつどBさんは自分の暮らしの場に立ち戻ってくる決断をして、スタッフに支援を求め、見事なまでの再生を遂げていきました。そして、Bさんを慕っていた仲間たちやスタッフと過ごす場にいつものように出向いてきて倒れ、その生を閉じていきました。

メンバーの表現と選択を支えたい

私たち生活支援の場の支え手の仕事は、一見すると雑用とも受け取れる日常の暮らしへの支援行動が多いのですが、それが選び取られていく過程には、一人ひとりの大事にしたいことが詰まっています。だからこそ、私たちは「当事者がどうしたいのか」を確認することから始めています。それによって新しい価値の形成にもつながっていく選択と決定の機会を日常的に提供することができ、当事者と私たちとの協働関係が成り立っています。そのなかで、当事者には、自分が体験していることを表現すること、自分がどうしたいのかを伝えて確かめ合うこと、必要としていることを要請する力を培っていくことなどが求められています。

私たち支え手は、その人たちと向き合い、ぶれないフィードバックをしていく存在であろうとしています。

当事者の自己発揮が高められていく方向での提案をし、その選択と決定を支え、励まし、蓄積していくことを共に探っていきたいと思います。そして、これからも、一人ひとりが紡いでいく、かけがえのない〝物語〟に寄り添っていきたいと願っています。

【初出】

NEWS LETTER、【巻頭言】現実に向き合い、どこで、どう暮らすかを自分が選びとっていく――一人ひとりの〝物語〟に出会う（その2）、二〇一二年九月、八七号、社会福祉法人かがやき会

メンバーと共に培ってきたことを確認し合おう

▼二〇一三年一月

相互扶助の崩壊の始まり

最低の投票率で終えた総選挙後の混迷と閉塞感が漂うなか、厳しい年明けとなりましたが、皆さま方には、どのような新年をお迎えでしょうか。

昨年、痛感させられたことは、日常、直接に経験していることと、メディアを通して与えられ流されてくる情報とのギャップが大きいことです。一人ひとりが、異和感を持ったときには、そのつど立ち止まって考え、見直していく努力をしていくことがますます求められているということです。

昨年の生活保護制度の利用実態へのバッシングもまた、話題性のある出来事に乗じて、センセーショナルな取り上げ方がメディアによってされています。生活保護制度や制度を使っている人の実状を知らない人たちに偏った伝え方がされ、不信感を煽り立て、社会のセーフティーネットを今よりさらに脆弱なものへと傾かせています。制度を利用している人たちの自尊心を傷つけ、利用していない人たちには不公平感と不満を募らせていくような情報が流されてくることによって、互いの理解を深めていくどころか、かえって両者の溝を広げています。気持ちの余裕をなくし、守りの姿勢を固めていっていることが他の人のことを見えなくしています。核家族化が進み、企業のグローバル化による経済競争がますます強まるなかで、社会のセーフティーネットをより充実させていくニーズが高まっているにもかかわらず、私たちの社会の相互扶助の制度を崩壊させていく方向に、歯止めがかからなくなっています。働きたくても働けない状況にある人、病気や障害によって生活の苦境に陥っている人など、より声の上げにくい人たちから切り捨てることを公言して憚らない〝管理と分断の手法〟は、私たち誰もが人として生き、暮らしていく基盤を、根底から揺るがしていくものです。私たち一人ひとりは「どんな社会をつくっていきたいのか」を、改めて問われているのではないでしょうか。

動いてきている社会や制度のうち、何を大事にするのか

ここ、かがやき会では、一人ひとりがこの場を使って「何ができるか」「何をしたいのか」「どう自分を活かしていきたいのか」を考え、具体的に試みる自由裁量の幅を広げていくことを大切にしています。いろいろな場面や機会をつくり合うことで、一人ひとりが誰かの役に立ち、また誰かから助けられる経験を得て、それを表現していくことを期待されています。メンバーもスタッフも、互いに自分が試みたことをフィードバックし合うことで、どんな体験となっているか、自分の目指していることと照らし合わせています。互いの間で交わされている〝目に見えにくいもの〟を感じとり、それを言葉にして確かめ合うことによって、信頼感を培って

います。そこで蓄積している経験を一人ひとりが自分の生活や人生設計に活かし、互いに成長する存在でありたいと、励まし合っています。

かがやき会では、設立の当初から、当事者の要請に呼応していくなかで、より必要とされたサービスの場と手段を共に創りだしてきました。そして、それらの一部を新しいサービスや制度として位置づけ、公的資金を得ながら、さらに、そこからはみ出すサービスもまた、切り捨てずに試みてきました。近年は、利用の条件を限定して、利用者の使いにくさを高めかねない方向にサービスの規定が厳しくなってきていますが、そのつど利用者のニーズをくみ上げていく最先端にある者としての自覚に基づき、利用者にとっての使いやすさを優先して、提示されてきたサービスのメニューや手段を検討し、かがやき会としての選択をしてきました。何より「当事者一人ひとりがこの場をどう使いたいのか」について合意をつくっていくことに重きをおき、主体的な動きを支えていく、より柔軟性のある場づくりに取り組んできました。

この、私たちの目指す場とは、単に「場所がある」ということではありません。空間があって人がいること、人々の出入りがあり、つながりが生まれていること、交わし合い影響し合っていることがあり、そこにつくりだされている雰囲気や環境をも、ひっくるめて〝場〟と呼んでいます。そうした場では、互いの動きが見聞きできるので、発見や気づきが得やすくなり、学び合いが高まります。

そのような場では、さまざまな人の〝まなざし〟も注がれてくるので「自分は守られている」と感じたり、あるいはまた、セルフコントロールの力の発揮を動機づけられたりします。このような場の力を使いながら、それぞれが自分のできること、試みたいことを見出し、場を担い合っているのです。

しかし、こうした私たちの試みを取り巻いている社会の動きや制度は、個別の動きが生み出されて、互いを活かし合う〝場づくり〟を後押しするような方向にはありません。当初と比べれば、徐々にではありますが、生活支援の制度ができ、サービスの提供形態が整えられてはきています。しかし一方で人と人とのかかわりに重きがおかれる精神保健の領域にも生産性と効率性を導入しようとし、サービスを目に見える形に細分化し、一律的な評価の尺度を当てはめ、管理しようとする動きが強まっています。こうした時代の動きを見据えて、これからを担う若手スタッフは、この場に流れ入ってくる多方向からの諸々の要請を受けながら、それに押し流されることなく、優先順位を判断し、選択していく力を高めてほしいと思います。日常の仕事を業務としてこなしていくのではなく、メンバーと向き合っていくなかで自らの動きを選び、判断し、相手からのフィードバックを得て、互いの変化や成長に関心を向けていくことができるか、です。視野を広げ、立場の異なる人と組み、自分を活かして日々の仕事に取り組むことに意欲を持ちつづけることができるかが問われます。

これらの喫緊の課題にそれぞれがどう取り組んでいくかに期待して、とくに昨年は「現場での学び合い」を確認し合う場と機会を意識的につくり、責任者として例年にも増して、時間とエネルギーを注いできました。ケアセンター、そして就労センターにおいて毎週持たれている定例の検討会やメンバーとの合同の振り返りのほかに、スタッフ全体で、それぞれの「課題レポート」に基づいて振り返る場も、何度も持ちました。自分が担っていることは何か、そのなかで困っていること、疑問に思っていること、そして、自分がやりたいことはどんなことかを語り合い、検討を重ねてきました。

誰のための、何のための場かを問いつづける

創設期をくぐり抜けて今に到る私たちシニアスタッフは、当初の〝ないないづくし〟のなかでも新しい場をつくることへの期待や喜びが大きかったので、困難にぶつかること自体が、次へのエネルギー源となっていま

した。場をつくれば、志を持つ実践家たちが集まり、現実の大変さを共有し合うことが容易にできた時代でもあったので、いろいろな人とのつながりが生みだされ、組み方を鍛えられ、活かし合ってきました。

そして今、これからの現場の担い手に、この場での歩みのなかでの学びをどう伝えていくことができるか。私自身もまた、改めて「なぜ、この場をつくったのか」を、より意識的に伝えていくための、さらなる努力を求められています。そして、当事者と共に培ってきている理念を、これからを担う若手スタッフ一人ひとりがどう引き継いで、深めていくのかに期待を寄せています。それぞれが、自分自身の担っていることを振り返ることを通して、実践の場にある者として、それは誰にとっての、何のためなのかを、たえず問いつづけていく覚悟と責任を確認し合っていきたいとの思いを強くしています。

研修に臨むにあたっては、改めて、スタッフ一人ひとりが自分の経験していることを言葉や文字に表わしていくことを試み、検討の場では、互いに意識的に語りかけていくことにチャレンジしてきました。自分の伝えたいことが、どう伝わっていくかを確かめ合い、より集中して討論し合うことができました。

メンバーに学び、共に場づくりを

日常の経験を自覚的意識的に言語化し、伝え合い、確かめ合うためのスタッフ間の学習会を通して、改めてはっきりしたことは、結局はそれぞれが「メンバーとどうかかわっているか」がその出発点であることです。「メンバーにとっては、どのような体験となっているか」をたえずフィードバックし合うことのできる関係を築いていくことがめざされているということです。メンバー一人ひとりの表現の〝場と機会〟に居合わせて、そこでの自分を活用し、かかわりのなかで感じ、考えていることを確かめ合っていくコミュニケーション力によって、具体的な提案や行動が、相手に活かされていく、そのことにやりがいを感じて、自分自身の成長へとつながっていくことへの実感を高め合う協働作業であるといってよいでしょう。

生活支援においては、それぞれの価値観を持つ一人ひとりが、暮らしのなかで〝その人らしさ〟を発揮していく場や機会を生みだしていくことに、重きがおかれています。それは、規定のマニュアルで対応できるものではなく、一人ひとりとのかかわりを通して確かめ合われていくもので、スタッフ自身の信条や価値が問われてきます。とくに〝他者からの見られ方〟によって自己評価を左右されがちなメンバーにとって、自分を発揮して、安心して試みのできる場と機会を得ることは大事で、それによって次の一歩を踏み出す勇気を得ていくことができます。失敗やつまずきによって本人の可能性が遮断されたり、また、自分からも諦めることなく、その経験からこそ学んでいくことを、周囲から期待され、関心を寄せられつづける必要があります。

そうした試みの場があればこそ、同じ問題に悩む仲間の姿や動きに、自分の経験を重ね合わせて学ぶことができます。そのような場では一人ひとりの経験がさまざまな〝学び〟として受けとめられ、互いを活かし合うことができ、仲間との出会いと学び合いが高まっています。どんな時に、何があれば自分を立て直せるかを、安心して確かめ合えるのも「この場があるからこそ」です。

メンバーもスタッフも、一人ひとりが場づくりを担っているのです。その場に身をおくことで、見えてくるものがあり、得られていることが多くあることを、これまでにも実感してきています。メンバーからの表現の大切さを教えられ、この場を担っている〝協働者〟としての連帯感によって支え、励まされて、互いができることを試み、その振り返りを共にし、学び合い育ち合っているのです。

生活支援の制度は、激変してきています。生活を支えることは、制度の枠組みに人を当てはめていくのでは ... 決してなく、人が制度を活用し、一人ひとりが自分の可能性を発揮しながら生きていくことに重きが置かれるものです。そのようなサポートを提供できる場づくりを、これからも大事にしていきたいと考えます。
あらゆる領域で、今〝人育て〟が課題となっています。「覚える」ことよりも「考える」ことのできる人を必要としている今、人とのかかわりを大事にする私たちの試みの場において直面している困難さを伝え、より多くの社会の人たちと共有していくことには意味があると考えます。そして、経験していることをいろいろな角度から検討し合う〝語らいの場〟を、日常的に獲得していくように支える私たちの場づくりと学びの方向を社会に発信していきたいと思います。

【初出】
NEWS LETTER、【巻頭言】一人ひとりが場を担い合い、育ち合っていく—この場で培ってきていることをどう伝えていくか、二〇一三年一月、八九号、社会福祉法人かがやき会

年を重ねてくるなかでの〝変化と課題〟に向き合う

▼二〇一三年七月

今年は、春早々、四方八方からの嵐が吹き荒れ、私たちの生活基盤を揺るがしています。大震災以降、頻発する地震、天候のめまぐるしい変化、季節外れの強風や大雪、日々の寒暖差の著しさなど、誰もが体調管理に苦慮しています。放射能汚染は、さらなる漏水事故や汚染水の海への流出など事態の深刻さが続いています。その一方で、原発再稼働への動きが進められています。被災者の生活再建への支援策の先送り、社会保険料や公共料金の引き上げ、増税、生活保護の切り下げや受給の抑制キャンペーンなど、一人ひとりの暮らしがますます、ないがしろにされています。そして、隣接する国々との領土問題のクローズアップ、実体のない経済の動きに煽られる世情の危うさなど、人々の先行き不安を一層のこと募らせています。

老いの危機

ここ、かがやき会のメンバーたちもまた、寛容さが失われていく社会の動きに直撃され、緊張を強いられています。生活環境の変化や周囲の人たちの反応にも過敏になり、疲れをため込みやすくなっています。

この春は、とくに「アパートでの一人暮らし」を続けてきたメンバーが次々と、いつもの暮らし方を続けられなくなって、入院による治療の仕切り直しとその前後の生活の立て直しに集中的なケアを必要としました。いずれのメンバーも五十代後半から六十代の男性で、長年こころを砕いて、病気との折り合いをつけながら、地域での生活の継続に努力してきた方たちです。これまでの再燃や不調に悩まされた経験を活かして「どんなとき、どんなことに、自分が気をつけなければならないかが、わかり始めてきた」などと本人たちからも伝えられてきていました。調子を崩したときのＳＯＳの出し方、病院の活用のしかた、ケアセンターの使い方などを身につけ、それぞれが自分なりのペースでアパートでの暮らしを楽しむゆとりを持てるようにもなり、本人もスタッフも一安心していたところでした。

そうしたメンバーたちの多くが、加齢によるさまざまな身体的変化に直面し、糖尿病や高血圧など生活習慣病の治療も受けていて、食事や睡眠など日常生活の自己管理を必要とされています。なかには、内科以外にも整形外科、眼科、耳鼻科などを受診する必要に迫られ、スタッフに同行支援を求めてきたり、ケアセンターの一時（短期）宿泊室の利用を希望する人もあります。ときには、短期の入院治療を活用して、乗り切ってきています。

とくに、ケアセンターや就労センターを頻回に使っているメンバーの場合は、いつもと異なる状態が続いたときなどに、スタッフや仲間たちとの確かめができ、助言を活かして早目に受診をしたり、一時宿泊の利用で睡眠や休息をとったりして、立て直すことができていました。暮らしの場で困ったときも、たいていは電話で確かめて解決でき、手伝ってほしいことがあるときは出向いてきたりして、しかもそのタイミングもずれなくなってもいました。また、仲間たちと交流するなかで情報交換し合ったり、不調のきざしに気づき合ったり、自分の状態を確かめ、学び合っている様子が見受けられました。以前とは違い、自分があまり苦しくならないうちに、うまく対処して乗り切れたことが、地域で暮らしていく自信をつけてきているようでした。

そして「ケアセンターに来れば、気が楽になって、自分でも何とか持ち直そうとして、やれることが見つけられるようになった」「この頃ようやく、今の生活を続けていく自分のペースのようなものが、つかめてきた」「自分はこうして生きていけば、何とかなると思えるようになった」などと、それぞれに、今の自分や暮らし方に納得しはじめている様子が伝えられてきていました。

暮らしのリズムの乱れ

今年の春からの急な調子の崩し方を通して、確かめ合えた共通のことがいくつかあります。長年の苦しみを乗り切って、ようやく自分のペースを保てる居住の場を獲得し、一息ついたときでもあり、老年期に入りつつある自分の先行きの見通しを、現実的に検討しなければならないと感じ取っていたことも、背景にあります。また、頼りにしていた身内の死に遭遇し、その通夜や葬式に出向き、いつもと異なる人たちとの接触を持っていたり、親の死後の住まいの片づけを依頼されたり、かねてからの夢の実現をめざしていたというようなメンバーたちでしたから、これまで頑張ってきて、今在る自分を示す機会として、いつもよりペースを上げていたであろうことは容易に想像できます。

漠然とした不安や懸念を感じはじめたときは、なかなかそれを言葉にはできないようで、自分のなかに湧き起こってくる違和感に本人なりに対処しようとして、かえって周囲からの刺激に、反応させられていたことも察せられます。疲れが重なり過ぎると、自分が疲れていることを認めがたくなり、何とかしようとして、より一層、自分を奮い立たせて無理をしてしまったようにも思われます。「今まではできたことだし、自分でやれるはずだと頑張り過ぎた。仲間やスタッフの助言も提案も、耳に入らなくなっていた。今回はSOSを出すのが遅れてすみません」と、後から自分で振り返って伝えに来たメンバーもいます。また、あるメンバーの場合は「気がかりが募ったときには、まず確かめをする」との以前からの約束を、これまでは守り続けてきたのに、今回は、そのゆとりを失くし、自分を保ち続けてきていた〝枠〟が外れて、いつもの暮らしのリズムを乱してしまったことが、うかがえます。

生活の具体的な行動を直接に支える

地域での暮らし方の再構築を支援する者としては、どのメンバーも居住の場を確保できて、安定もしてきていたし、これまでの経験を通して治療機関やケアセンターの使い方もうまくなっていて、困ったときや大変なときにはSOSを出せるとの信頼や期待を互いに持っていたので、本人から要請があるまでは、待ちの姿勢でいました。例えば、ケアセンターに姿を見せない日が続いても、それは「自分から必要な支援を選んで使えている人だから」と、本人からの連絡を待ち、状態を確かめ合えていました。また、気に入ったアパートに住みはじめてから出向いてくることの少なくなった人の場合も、自分の部屋で安心して過ごせるようになってきた面を認め合い、見守っていました。ずっと律義に約束を守ってきた人が、予定の面接日や受診日に連絡もなく姿を見せなかった場合には、電話連絡、関係者との確認、自宅への訪問などによって、安否の確認をしたり、必要な支援を提供したりしていました。

地域では、症状が再燃しないように、それを未然に防ぐために一人ひとりの生活行動を制限し続けることは不可能なことですし、それでは、自分らしさを発揮していく「地域での暮らし」の意味が失われかねません。その人が、その地域で生きていこうとして試みていることと、病気であることで受ける制約との〝折り合いのつけ方〟を、自分のペースで、体験を通して見出していくことが求められているので、その過程を見守る者としては、本人がどうしたいか表現することを支え、それを実際に試みる場や機会を用意し、本人が自分なりに納得するまでの時間的な余裕を持てるようにすることは手伝えます。その人が、いつものペースを持ちこたえながら、自分で選び取るしかないときも、しばしばあります。また、そのときの本人が取り組めそうなことに小分けにして提案することで、本人の選択を手伝うことはできます。そして、その間には、とりあえず安全な場所を提供して安心して過ごせる環境を整え、本人が周囲の人に支えられていることを感じられるようにし、その人自身の動きを待つ人であり続けようとします。

しかし、一時（短期）宿泊を提供するなどして、生活の維持を支えたりするなかで、本人のつらさ、大変さ、保ちきれなさが見受けられた場合など、本人との合意を得て通院先との連絡や同行をしたり、短期入院という選択肢もあるのではないかと、本人の張り詰めた気持ちや頑張り過ぎている状態を楽にできそうな提案をしてみたりすることもあります。なかには「通院で立て直したい」との本人の要望が強く、言葉によって説得することは、かえって本人を脅かすことになり、ますます混乱を強めかねないと判断される場合もあるので、とりあえず休息と睡眠をとれるように手助けしながら、本人の納得のいくまで見守るしかないこともあります。

暮らしの場での人とのつながり

地域では、家族、家主、隣近所の人、お店の人などとの、三者関係、四者関係に囲まれて暮らすことになります。そのことに、たいていの人が苦手意識を持っていて、必要以上に周囲に気を遣ってしまうので、疲れをため込みやすい面があります。しかも、そうした本人の気の遣い方が周囲の人たちには伝わりにくいところもあって、家族や家主さんなどの身近で過ごす人たちからすると「よかれ」と思ってしてあげたことも、本人が望んでいることとは、ずれてしまっているらしく、本人から戸惑い、悩みなどを聞かされたりもします。

私たち支援者は、こうした互いの間で交わされる感じ方や受けとめ方の〝ズレ〟に直面させられたときは、本人が〝安心して確かめることができる相手〟として認めてくれることを大事にしています。本人が、自分や自分の周囲に生じていることをどう感じているか、自分が本当はどうしたいのか、そのためにどんな手助けを必要としているのかを、その時々に表現できるような、より具体的な場面で動きを共にしながら、かかわりを積み重ねています。

暮らしの場に出向く必要に迫られた場合なども、その人らしい暮らしぶりが具体的に確かめ合われるので、ホームヘルパーの活用を動機づけることになったり、地域生活を支える他の社会資源につなげていく機会ともなったりしています。訪問先で、本人のくつろぎの場である自室に招き入れられたときなどは、本人が、今の暮らし向きや、これまでの生い立ち、身内の消息などの自分の気がかりを、自ら語ってくる場面となることもあります。また、アパートの契約更新期限がまだ一年先であるのに、そのことが気になっていて、歳をとってからどこに住めるかを悩んで落ち着かないとの、切実な思いが伝えられてくることもあります。そうした場合には、家主さんを訪ねて話し合う必要がでてくる場合もあって、その人の暮らしを成り立たせている地域とのつながりが再確認される機会にもなっています。

支援の場とは異なる〝暮らしの場〟では、私たちが見知らない人たちとの思いもかけない交流を持っていることもわかり、安堵することもあります。以前からの友だちであったり、病院で知り合った仲間であったり、顔なじみの食堂や銭湯や八百屋などの個人商店主の方たちであったりします。なかには、かつて職人であった腕を活かし、頼まれ仕事をして、近隣の人に重宝がられている人もいたりして、地域で暮らす底支えとなっている〝多様な人のつながり〟に感じ入ることもあります。

当事者・治療者・支援者などの〝組み方〟の課題

このような生活支援の特徴と、その限界を踏まえ、当事者、治療者、支援者(地域の身近な支え手など)、その他の異なる立場の人たちと、どのように組んでいくことができるかが、私たち支援者の側にとって重要な課題となっています。今回の調子をくずしたメンバーたちとの対応のなかで、私たち支援者に問われた課題の一つは「新薬への切り替えを含めた処方変更の過程における当事者・治療者との合意形成とフィードバックのしかた」があげられます。

長年続けてきた向精神薬の副作用を改善するため、通院しながら、新薬への切り替えをしていく場合には、当事者もまた新薬への期待を大きく膨らませているので、治療者と向き合う場面では、暮らしの場での自分の大変さ、服薬による違和感や痛みなどについて表現することを、自ら抑え込んでしまいがちです。

外出時や日常の行動にも具体的な手助けを必要とするほどの状態になったとき、私たちは、新薬の副作用の影響を案じて、本人にすぐの受診を勧め、今の大変さを本人から直接、医師に話すようにと勧めます。しかし多くの場合、一対一の短時間の診療場面では本人が長年の間に身につけてきていることでもあるのでしょう、苦しさよりも、保っている自分を精一杯、医師の前では示そうとしてしまうようです。そのような懸念のあるときには、スタッフが受診に同行し、当事者、治療者、生活支援者による三者の合同の話し合いを持つことを提案し、本人が自ら大変さを医師へ伝えられるようにサポートすることを試みます。しかし、支援者もまた、当事者が自分の状態を保とうと努力している場面では、伝えきれなささや、歯がゆさを感じさせられています。そして「本人の自尊心を低めることなく、医師に対して苦しさや辛さを具体的に伝えられるように」と配慮をするあまり、治療方針をめぐる直接的な表現を控えることへと傾きます。結局、当事者が直接に表現する力を高めていくことによってしか治療者と組んでいくことができないことが、地域の支援者としての限界であり、それゆえに、当事者に添い続けることができ、そこに担える役割があるのだと考えます。

地域生活支援においては、当事者が、自分に生じていることへの参与感を高め、一人ひとりが自分の生き方・暮らし方を立て直そうとして選び取っていくことを尊重し、また自ら表現する力に期待して、地域での生活を支えるため、協働の可能性を切り拓いていくことをめざしたいと思います。

【初出】

NEWS LETTER、【巻頭言】〝病気であること〟の認め方、人との組み方を学んでいこう、二〇一三年七月、九一号、社会福祉法人かがやき会

サービスを選び取ることで、生活を立て直すしくみづくりを

▼二〇一三年一〇月

さしもの暑い夏もようやく峠を越しましたが、ほっとする間もなく、台風によるすさまじい豪雨や突風、さらに大型の台風が本州を縦断し、各地に甚大な被害がもたらされました。もとより四方を海に囲まれ、地球を覆う巨大なプレートがいくつも重なり合った上に乗っている日本列島ですから、地震やそれに伴う津波が押し寄せることも、また台風の通り道になることも防げないことなのだと、今更ながらに思い知らされます。つい二年半前のあの大地の巨大な揺さぶりからも私たちは、この厳しい自然環境と共生していかなければならないとの現実を突きつけられ、生き方・暮らし方への苦渋に満ちた戒めを与えられました。

一方、フクシマの原発事故による悲惨な事態は、私たちが誤った選択をしてきたことによる災厄です。周辺地域の住民の多くが避難生活を長期間にわたり余儀なくされ、健康被害や先行きの不安に脅かされています。今までも、そして今も土壌は汚染され、大量の放射能汚染水が太平洋に放出され続けています。その深刻さに国際社会も注視し、警告をされています。

しかし、国として、その実態の把握も説明責任も果たさないままに、迅速に対応しなければならないことが先延ばしにされています。

そのさなかのオリンピック招致の熱狂には、それを煽る報道のあり方をも含めて違和感を強くしています。今、取り組まなければならない現実から目をそらそうとしているのではと、危惧します。かつて戦争へと駆り立てられていった時代の社会風潮と通ずるものがあると、苦く重い過去の経験と重ねて危ぶむ声が多く聞かれます。

いついかなるときにも、一面的な見方になだれていくことなく、物事を多角的にとらえ、いろいろな見方や考え方を交わし合える互いでありたいと切に思います。

多様な人々との交流を通して試みができる場

ここ、ケアセンターでは、夏の疲れが癒えないうちに、九月早々から新たに通所を希望する人、一時宿泊を利用する人、また、看護や福祉や医学の実習先として学生や院生を迎え、人の出入りが活発になっています。英国のケンブリッジ大学哲学科の学生が夏休みを利用して来日し、ボランティアとして加わり、メンバーたちからの希望で日本語の話せない彼女を囲んで、英会話教室が持たれ、異文化コミュニケーションが活気を呈しました。

就労センター「街」では、暑さにもめげず、近隣の子どもたちとの恒例の夏祭りが催されるなど、地域の人たちにとってのかけがえのない社会資源になっています。子ども連れのお母さん、寄り合いや買い物帰りの人たちが集い、憩う場として、また、人との待ち合わせにも多く使われ、ミニコンサートや絵画・書道の個展も開かれています。手芸などの地域の方々のサークル活動の作品や、東北の被災地支援のグッズなどが展示販売される場としても親しまれ、日常の暮らしをより豊かにすることに役立てられています。

自分とは異なる生き方や暮らし方をしている人と顔見知りにもなり、自然に言葉を交わすことにもなって、互いに経験の幅を広げていっています。店舗活動を通したさまざまな立場の人たちと触れ合う経験の他にも、メンバーとスタッフの合同研修や一般就労しているOBを交えての体験交流会が持たれ、それぞれの働き方や直面している困難さ、それを乗り切っていくコツなどが語り合われ、学び合いを深めています。また、実習生・見学者を迎えて案内役を担ったり、当事者体験を語る機会を持ったりして、自分の課題との照らし合わせをしながら、体験を積み上げていっています。

このような多様な人たちとのさまざまな交流を通して、メンバー一人ひとりが、いろいろな距離のとり方で人との向き合い方を試み、より社会的な経験をしています。言うなれば、ケアセンターの福祉ショップもさまざまなプログラム活動も、そして「街」の喫茶店もパンの製造販売もイベント出店も、ギャラリーコーナーや会議室の貸出しも、これらのすべてが、さまざまな人たちによる多方向からのコミュニケーションが生まれることを期待した〝社会的なしかけ〟といってよいでしょう。それによって、当事者と専門家との二者関係をこえた、さまざまな人との関係が展開されています。

お店に出入りするいろいろなお客さんとの対応、演奏活動を通して側面からサポートするボランティアの人たちとの触れ合い、同じ課題に取り組んでいる仲間の反応や動き、見学者や研修生や実習学生などとの学び合い、また、陰で支える協力企業や業者の方々の出入りする姿にも触れ、実に多様で多面的な交流のなかで、自分らしさを獲得しています。

体験を通して互いに学び合い、認め合える場

就労センター「街」は多様な人が加わりやすく、さまざまに使われやすいことで、よりクッションの効いた厚みのある場になっています。一人ひとりの違いが個性として受け入れられて、互いの接点や共通点に関心が向き、より開かれた場となっている手ごたえが感じられます。その場に加わる者たちが、自分もそれを担っている一人であることを自覚することで、互いを尊重し合う雰囲気も生まれてきています。

いろいろな人たちが、いろいろな形で持ち込んでくる〝社会の風〟を、一人ひとりがいろいろに受けとめ、自分の体験にしていっているのですが、そのことを表現し、どんな体験になっているかを確かめる相手として個々のスタッフが選びと取られ、活かされています。また、同じ課題を持つ仲間の姿や動きを具体的に見聞きすることで、自分の問題を重ねて見直すことができるようです。

メンバーは、自分のペースで人や場を選び取り、それを使うことができるようになると、いっそう主体的になり、自分ができたこと、できなかったことを踏まえて、次に取り組もうとします。思ったことや選び取ったことがどうであったのかを実際の行動を通して確かめられると、自分なりの納得のしかたができるようです。そのようにして小刻みな学習を日々繰り返していくなかで、自分の得意なこと、自分にとって心地よいこと、やってみたいこと、そのために必要な手助けなどがはっきりとしてきて、他の人の力の借り方を覚え、自分に無理のない過ごし方や暮らし方を見つけ、自分への自信がついていくようです。

主体的に使っていく一時(短期)宿泊の場の提供の試み

私たちは、ケアセンター設立以来、長年にわたって当事者の要請に呼応しながら「どんな時、どんな支援があれば、地域で暮らし続けられるのか」を確かめ合い、使えるサービスを一緒に創ってきました。とくに持ち出しで試み続けている「一時(短期)宿泊」は、その柔軟な使われ方によって、二十数年経過した今現在も、当事者が最も切実なときに求められ、地域生活を継続していく上で不可欠なサポートとなっています。

例えば、睡眠や食事など生活のリズムを取り戻したい、安心できる場所で心身の休息を図りたい、家族との距離を置きたい、通院へのサポートを得て服薬の調整をしたい、入院を納得できるまで持ちこたえたい、入院中の外泊先として利用したい、退院に向けてのウォーミングアップをしたいなどと、当事者自らがいろいろな局面で自分を持ちこたえ、立て直しを試みたいとして利用を動機づけられています。利用に際しては、できる限り手続きの簡素化を図り、使い勝手のよいものにしています。相談したスタッフと直接的に自分にとっての必要性を確かめ合うことで、より主体的に使うことができるよう努力しています。

長年にわたって、私たちは「一時(短期)宿泊」の柔軟な提供方法と、その多様な使われ方を具体的に示しつづけ、制度として位置づけていくことを自治体に働きかけてきました。地域での生活を継続していくには、当事者一人ひとりが支援を要請するタイミングを外さないようになることが大事です。そのためにも、支援が要請されたときには即応して、当事者のペースで使える宿泊の場の提供を試みてきました。こうした私たちの「一時(短期)宿泊」の試みを、当事者が主体的に支援を使っていく「運用モデル」として提示してきました。その試みの一部が、自治体からモデル事業として位置づけられ、三年間のみではありましたが、予算化されたことがあります。その後は再び「持ち出しのサービス」となってしまいましたが、その意義を当事者と確かめ合いながら、ずっと続けてきています。こうした当事者からの切実なニーズに応えて、現場で取り組んでいることの趣旨を理解し、その継続を財政的にバックアップしていく行政努力に期待します。現場の判断や裁量が尊重されていく方向での自治体の取り組みを望みます。

当事者がサービスを活用しやすい手続きを

近年、サービスのメニューや手段が形として整えられてきていますが、サービスを細分化し、並列的に列挙していて、当事者にとってはますます使い勝手の悪いものになっています。その時の自分がどんなサービスを必要としているかが、たとえ、はっきりしていたとしても、実際に使おうとするときには、まず、本人からの申請があらかじめ必要とされます。それによって関係部署の諸手続きが進められていくことになるので、手間どることが多く、サービスによっては、いくつもの前提条件をもクリアしなければなりません。時間や労力や費用もかかり、切実に必要とする時には間に合わず、サービスの利用を諦めさせる結果ともなっています。

以前、一人暮らしのメンバーの一人が利き手を骨折したときなども、ホームヘルパーの利用を依頼したら、まず本人の申請手続きを求められ、必要としているとき使えなかったことがありました。今もそれと似た使いにくさが、いろいろな局面で生じています。体調を崩したときなど、いざ必要というときに短期間であっても使えるよう、柔軟に提供されていることが、一人ひとりの、より主体的なサービス利用を動機づけます。また、そうした使い方を経験することで、自分を立て直していける自信や見通しが持てるようになっていきます。

生活を脅かしている社会の変革を

国は、社会保障費の削減に向け、生活保護基準の引き下げを、ここ数年来の〝不正受給バッシング〟の後に現場からの反対の声を無視して断行しました。二〇一四年四月、さらにその翌年の四月と、三段階にわたって引き下げていくことが、すでに定められています。電気・ガスなどの公共料金や食料品などの生活に直結する物価の値上げが続くなかでの引き下げは、切り詰めて生活している受給者の暮らしを、なおいっそうのこと、追い詰めていきます。生活保護の基準は、年金額や保険料などにも連動するものでもあるので、私たち皆の問題です。医療や介護の分野でも、較差を広げていく勢いに歯止めがかかりません。税制、医療、保険など、すぐにも私たちの生活に直接かかわる重要な施策が関係省庁でのみ決められてしまうような事態が続いています。例えば、最近の生活保護基準、障害年金、診療報酬、介護保険の対象の限定などがそうです。これまでに長年かかって、かろうじて獲得されてきたものさえ、切り崩され続けています。

こうした、声の上げにくいところを皮切りにして社会保障の縮小を図っていく手法がまかり通り、人が人として生きていくための生活基盤を破壊する方向になだれていっています。人の暮らしが大事にされない、人が大切にされない、この国の舵取りの行方に不信が強まっています。単に生活保護の受給者、障害者、高齢者、母子世帯などに限ったことではなく、みんなの生活にとっての、根本的な問題です。それは、被災した人たち一人ひとりの生活の立て直しが後回しにされている実態が明るみにだされたことでも明白です。皆が他人ごととして、自分の生活には無関係だと思い込んでいるとしたならば、それがすでに互いが分断されていることであって、変えていく力を弱められています。

視野を広げて、誰もが当事者であることを自覚し、一人ひとりが自分で判断することから逃れることなく発言し、当事者性を発揮し合っていきたいものです。

【初出】
NEWS LETTER、【巻頭言】一人ひとりが主体的な使い方のできるサービスを共に創り出していこう、二〇一三年一〇月、九二号、社会福祉法人かがやき会

当事者たちの〝選び〟と〝動き〟に期待して共に歩む

▼二〇一四年一月

声を上げていこう

明けましておめでとうございます。皆様には、新しい年をどのような思いで迎えられましたでしょうか。

今、私たちが立っている地点は、後に厳しく問われるところです。戦後、その内実を高めようと努力してきた「恒久平和」「民主主義」「人権」「平等」「言論の自由」が、根こそぎ揺るがされる濁流のなかにあります。それに押し流されながらも、一人ひとりは何とかして自分の暮らしを守ろうとし、周囲に起こっていることに目を向ける余裕を失わせられてもいます。

この間、暮らしの基盤が破壊され、経済力の較差で人々が分断されることによって、ヨコのつながりが持ちにくい状況に置かれて連帯できなくなっています。生活保護の基準や障害年金の引き下げ、大企業を優先する施策の推進と理不尽な労働形態の拡大、地元への産業の誘致で生じる利害の対立やそれによってこうむる健康被害、情報の操作によって拡大されていく権益とそこに起こる不平等など、人々は生きにくさを募らせられています。そして、障害や疾病を持つ人たちへのしわ寄せが、ますます大きなものになっています。

とくに昨年、政府の暴走は全く歯止めが利かなくなり、たくさんの小さな声が押し潰され、付託した覚えのないことにまで踏み込み、しかも、勢いを増してきています。市井からの「待て」の声を踏みにじり、有無を言わせぬ速攻で「特定秘密保護法」の強行採決を行い、続いて「武器輸出三原則」を読み替え、武器を他国の軍隊に供与することを国会に付することもなく〝緊急事態の例外〟として、なし崩し的に解釈改憲へと悪しき前例をつくってしまいました。戦前・戦中、国家機密の名において思想・言論が統制され、情報網が遮断され戦争への流れに引き込まれ、気がついた時には引き返せなくなっていた時代と重なる危うさの流れのなかに、今、私たちはいます。そうした足のすくわれ方の危機を体験した人たちが、すでに老い、多くが他界していくなかで、その過ちについて、世代を超えて共に振り返って学ぶことを怠ってきた戦後の日本の歩み方を痛烈に思い知らされています。隣接する国々との緊張や摩擦を煽って「外の脅威に対抗できる盤石な国家体制を築かねば」として、この間に高まってきている反対の声を揉み消しながら、人心を誘導しています。

このような社会の大きな流れのなかに生きている私たち一人ひとりが、今の状況に目をつぶらず、居心地の悪さにもめげず、自分が見聞きできたことや感じたことを絶えず表現する機会や場を確保し、互いの声に耳を傾けていく寛容さを培っていきたいと思います。

表現が互いの関心を引き出し合う

ここ、かがやき会では、一人ひとりが体験していることを表現するのを励まされて、自分とは違う感じ方や考え方をも認め、その意味を一緒に考え、自分にできることを示していくことを大事にしています。一人ひとりの自由な発想による表現が互いの関心を引き出し合い、互いの違いを認め合っていこうとする寛容な環境がつくりだされています。

こうした場では、いろいろな人の多様な経験が持ち込まれ、互いに影響し合いながら、時間をかけて、一人ひとりが自分なりの期待や変化を生みだし、成長を遂げていっています。実習学生や研修生に向けて、当事者として、これまでの自分の歩みを振り返って語り、経験してきたことの意味を自分の言葉で表現し、確かめる機会や場を積極的に持つようになっています。就労した先での仕事への取り組みや交流を通して、企業家などとの相互理解を深める動きは、触れ合った人たちが持っていた障害者観に、変容をもたらしています。また、地域の行事、関連団体のイベント、あるいは大学での講義などにも出向き、外に向けても積極的に語り始め、自分の経験を意味づけ、活かしてきています。

昨年末、一年間を振り返って語り合った場においても、一人ひとりが自分を主語にして率直に語っていて、自分の人生を生きてきていることが伝わってきました。挫折を乗り越え、ここまでの人生を自分で切り拓いてきたことへの自負のようなものが感じられて、自分の人生の主人公は自分であることを確かめ合っているようにも思われました。

利用し始めた当初には、自分が問題にしていることと周囲が問題にしていることとのズレに過敏になって、他の人から理解されないと苦しみ、何かうまくいかないと、周囲の人が自分を不利な状態に追いやっていると非難しがちになっていたが、この頃は、自分なりに確かめてみる余裕を持てるようになっていると、安堵している様子も伝わってきました。また、やりがいの持てることが見つかって、自分の選び取ったことが、やれているという充実感を高めているからでしょう、自分の時間の使い方や、そこで発見していることを語り、これからの自分への期待を淡々と表現していたことも印象的でした。

自分ができることを見つけていくように期待されている場では、一人ひとりの自由な発想や動きなどが出てきやすいことも、改めて伝わってきていました。また、他の人の動きや経験を見聞きするなかで、自分がやれそうなことを選んで試みることを動機づけられ、そうやってやれていることへの手応えも語られました。

自分のペースが見守られ、目に見える成果をせかされない場では、時間的にも気持ち的にもゆとりが持てるようになり「どのような手助けを得られれば、何ができるのか」などと具体的に表現し、確かめ合えるようになっていきます。自分が選んで行動したことで自分への期待感が生まれてきて、そうやれている自分のことを実感できるようです。選択するということには責任が伴い、期待もされるので、一人ひとりの、より主体的な動きが促されていくことにもなります。医療や福祉などの他のサービスも主体的に使いこなせるようになり、そのプロセスで「助けられた感覚」「人に助けを求めたことで楽になった体験」「必要なとき、いつでも使える安堵感」などが高まっていくようです。

社会に届く方法を見出したい

私たちをとりまく社会では、圧倒的な量の情報が渦巻いて、生身の感覚が追いついていかない超スピードの動きが展開されています。皆が何かにせかされ、一人取り残されていく不安にも見舞われ、足元が揺らいで、互いの変化や期待を見過し、自分を見失いかねない状況に置かれています。それぞれにとって意味ある変化も「時間がかかりすぎる」「費用対効果が低い」といった効率性からの評価尺度を当てられて削ぎ落とされていく方向に、施策がより一層、傾いていっています。

そのような状況にあってもなお、当事者たちは、自分で納得しながら、具体的な行動をとっていくなかで、「自分らしさを取り戻せた」「人の役に立てた」「楽しさ面白さを実感できた」などと、それぞれに経験できたことを表現し、意味づけ、他の人に伝えようとする姿勢を示し続けています。自分が選び取ることで経験していることへの手応えを感じ、変化のきざしや可能性への期待が、その人自身のなかでも、仲間や周囲の人たちとの間でも、高まってきていることが伝えられてきます。

このようにして、私たちは「効率性」とは異なる価値によって、やれていることを見直し、ゆっくりとした変化ではありますが、その人にとっての大事な変化としてそれを認め合っています。ここでは、互いの経験を時間をかけて蓄積してきていますが、それらをどうしたら社会に届け、つながりを持つことができるか、今の社会にとって、実は大事な価値であることが届いていくような方法を見出していきたいと、また新たな期待が生まれてきています。

今、外を見まわすと、私たちの小さな声が社会の大きな流れに届かない焦りや憤りを強くさせられますが、当事者たちの選びと動きに期待し、共に歩むことによって、かかわる者たちもまた、社会の大きな流れに踏みとどまることを励まされています。人々の生き方・暮らし方の、いま一つの方向性を創りだしていくことへの挑戦が、ここに示されてきているように思います。この場で培われてきた価値は、私たちの生きている、この社会にとって、最も必要とされているものと言えます。社会の皆が立場を超え、感じ考えたことを伝え合い、つながっていくなかで「試みていること、発見できていること、それが意味していること」を再確認していきたいと思います。今年もまた、さらなる経験を伝え合い、そこから学び合って、具体的な行動によって示していくことで連帯し、希望を見出していきたいと願っています。

【初出】
NEWS LETTER、【巻頭言】一人ひとりの選択によって生み出されていく変化と期待を示していこう、二〇一四年一月、九四号、社会福祉法人かがやき会

一市民として暮らす住まいの獲得

▼二〇一四年一〇月

この夏、容赦なく猛暑の日々が続き、しのぎにくさが頂点に達するなか、急激な豪雨や強風が襲い、浸水や土砂災害に家屋や町が破壊され、多くの人の命までもが奪われました。このところ、世界各地で暴風雨や洪水被害が多発し、地球規模の気象変動や環境破壊への警告が発されています。日本列島に住む私たちは、四方を海に囲まれ、比較的温暖な気候に恵まれてきましたが、その位置がゆえの地殻変動や海流変化の影響を大きく受け、地震や津波、台風や噴火などの災害に多く見舞われています。古来より、先人たちはそうした自然への畏れと敬いの念を深くして、自然と共生する知恵を働かせてきました。

しかし、高度経済成長期以降、その日本の私たちは、利便性と利潤のあくなき追求による無謀な土地開発や都市化の波に押し流され、自然破壊を加速させてきました。先の大震災・原発事故によって、経済優先や科学技術万能の考え方を省みさせられ、生活者としての視点から、それまでの生き方・暮らし方の見直しを迫られました。各地で、住民たちが地域の生活環境や自治体の施策の実態に関心を向け、自分のこととして地域再生への取り組みを模索する動きも見られます。

生存権としての居住の問題

とりわけ、被災した現地では、いろいろな地域から多くの支援者らが出入りして〝生の情報〟を伝え合い、地域、業種、行政などの枠を越えた新たなネットワークが創られています。特産物や住民の特技が活かされ、起業する動きもあり、生産者と消費者との直接的なつながりを通して、生産、加工、販売の新方式も生まれています。ボランティアグループやＮＰＯ法人が立ち上げられ、多様な人たちが加わりやすく、考え方を同じくする個人がゆるやかにつながっていける組み方が模索されています。その地に伝承されてきた祭事を復活させ人々を呼び戻し、つどい合う地域を再生する動きにはずみをつけています。

こうした生活再建・地域再生への取り組みにおいても、安定した〝住みか〟の確保が、最重要課題となっています。しかしながら、３・11大震災後、三年半の月日が経った今もなお、二十四万六千人の方が仮設住宅や避難先で不安定な生活を余儀なくされたままです（復興庁、二〇一四年八月二九日）。オリンピックの招致が都市再開発や公共土木工事推進のための起爆剤として使われ、急激な資材の高騰と作業員不足を引き起こし、被災者の生活再建が、またもや後回しにされています。

世界一の長寿国の日本にとって、緊急課題となっている高齢者ケアにおいても、国が在宅ケア推進を謳っていますが、その前提として、自分で身の周りのことができなくなったときにはそれを補い、支える社会資源が保障されている必要があります。具体的には、近くに相談したり、情報を得られる場があり、介護や訪問看護サービスを受ける自分の部屋やスペースがあり、日常生活の維持に必要なお金の用意があること、見守りの人や関係機関に支援要請できる手段を持っていることなどが、地域で生活を続けるために不可欠な条件です。

また、若年層に急増している生活困窮者への支援や、ホームレスへの対応においても、粗悪な簡易宿泊所や違法のシェアハウス、ネットカフェでの寝泊りなどの実態が明るみになり、社会問題化しています。まさに、居住の問題は、私たち一人ひとりの生存権にかかわり、社会的に孤立しがちな人を支えるしくみとしても位置づけられるべきです。〝定まった住まいを持てない（住民票がない）〟ことで申請手続きが受け付けられず、支援制度の利用対象から外され、最も必要な人への支援が入口のところではじき出されてしまっています。

国は、経済の国際競争力に勝とうとすることよりも〝成長路線〟をいつまでも追い求め続けることよりも、まず優先して取り組むべきは、一人が人として生き、つつましくも皆が暮らしていける生活基盤を備えるよう支えのしくみをつくることではないでしょうか。この間の災害続きのなかで、なおさらのこと、誰もが痛切に感じさせられているはずです。

人の暮らしを形づくる〝住まい〟

私たちかがやき会における地域での生活を支援する取り組みを通してもまた、安心できる住みかの確保は、メンバー一人ひとりにとって社会的支援を使いこなしていくための根拠地ともなっていることを確かめ合っています。安全圏を確保できると、メンバーは、自分のペースを守れることで、自分が何をしたいのか、どんなとき、何に困っているか、どんな手助けがあればやっていけそうかを具体的に確認でき、次の一歩を踏み出すときの動機づけを得やすいようです。自分の思うようにならないことにも多々ぶつかったり、他の人の助けの借り方を覚えることなど、ときには時間がかかることもありますが、その人なりの対処の知恵を蓄えていっています。

いつでも〝立ち戻れる場所〟を持つことにもなるので、安心して外にも目を向け、好きな場所にも出かけて行動範囲が拡がっていきます。病気や怪我をしたとき、調子を崩したときなど、入院治療が必要になったときにも、退院してくることを〝待たれている場〟があることで、医療を主体的に使っていくことができるようになります。自分の住みかに自分が戻っていくのは当然のことと思えるようになって、早期の退院を実行に移しやすくもなっています。もちろん、そのためには地域の支え手が、その人が戻って来ることに期待し、住んでいた部屋を空けて、待ち続けていることが大事な後押しとなります。そうした地域での支え手の存在が視野に入ってくると、メンバーは支え手を〝味方〟として認め、家族の思惑や周囲の人の懸念が前面に出されてくる状況に置かれたときにも、退院への意思を伝えようとする動きが見受けられ、そのことによって、私たち支え手もまた〝待ちの姿勢〟を保ち続けることを励まされています。

実際、地域で暮らすには、メンバー一人ひとりの置かれた状況によって、生活を維持するためのケアの他に、居住に伴う諸手続きや、暮らしの場で生じるトラブルへの対処、経済的条件の確保や金銭の自己管理を支えること、そして、先行きの見通しへの不安や焦りへの対応、あるいはまた、家族や周囲の人たちとの付き合い方への助言など多面的な支援が求められます。メンバーが医療サービスの場や地域生活支援の場とのつながりを活かして、必要な支援を使い、自分の暮らしをつくっていくことへの実感を高めていけるように、これからも共にチャレンジしていきたいと思います。

〝住まう場〟を活かす利用者たち

アパートでの一人暮らしを続けているメンバーのなかでも、Ａさんの場合はマイペースな過ごし方ができるようになったことを喜び、自分の楽しみをいろいろと見出し、生活を豊かなものにしています。以前、行動にまとまりがつかなくなって、調子を崩したとき、そのことを自分としては認めがたく、ますます混乱に陥っていった状態を振り返って、自分に言い聞かせるようにして語っています。「あのときは、無理して頑張ろうとして、他の人の言うことが耳に入らなかった。ケアセンターのスタッフからの受診や入院の勧めも避け続けて突っ走っていました。疲れ果てて、どうにもならなくなって入院となったけれど、もう二度とあんな苦しみを長引かせるようなことは繰り返したくない。入院中には、住み慣れたアパートへの外出や外泊ができるようになって安心して治療が受けられ、退院に向けての心の準備ができた。いまは、自分に無理しないで、こうして暮らすことができていることを大事にしたい」と。その後、自分から、早めの受診と担当医への相談ができるようになって、短期的な入退院を経験したことを通して自分のペースをつかめたようで、日頃の生活ぶりにも安定感が感じられます。

かがやき会の共同住居の利用ができたことで、家族や周囲の人たちとの退院への合意にこぎつけたメンバーたちのなかでも、Ｂさんの場合は、生活習慣病の悪化や老齢化による身体的支障も加わり、個別的・集中的な日常生活の維持のためのケア提供と、服薬と通院継続へのサポートが必要になるため、退院が諦めかけられていました。

長年、面倒を見てくれていた親が亡くなり、兄妹では担いきれないとのことで退院への突破口が見出せない状態にありました。兄妹からの相談にも応じながら、どんなことならBさんを手助けできそうかについてケアセンタースタッフからの提案もし、例えば一時（短期）宿泊室を提供して外泊を試みたりもしました。

そして、時間はかかりましたが、担当医、家族、本人、ケアセンタースタッフとの合同の話し合いを重ねるなかで、Bさん自身から「退院したい」との意向が示されたことを受け、共同住居の空きのタイミングを使い退院が可能になりました。安心できる居住の場が提供されたことで、Bさんは服薬や通院へのサポートを得、食事サービスやホームヘルパーによる入浴サービスを使うなど自分ができないことを補完できるようになったことで、Bさん自身、就労センター「街」に再び通い始めることを希望し、その実行に向け必要なサポートを得ています。家族による経済的な支援や交流も持ち続けることができ、近所の喫茶店の常連客にもなっているらしく、いろいろな人や場とのつながりのなかでマイペースな生活を楽しんでいる様子が見受けられます。

近隣とのトラブルをきっかけにして、家族や周囲からの強い勧めを受け入院となったメンバーのなかでも、Cさんの場合は、自分の持ち家のアパートの一室を所有していることで、自分がそこに戻っていくことは当然との思いを強くし、言い分を通していく姿勢を保ち続けていました。担当医、病棟スタッフ、家族との合同の話し合いの場でも、若い頃から持ち続けている自分の人生設計や、退院後の生活について、語っていました。その合同の話し合いのつど、ケアセンターのスタッフが同席することを自ら要請して、今後の自分の生活への意向を伝える〝見方〟として活用し、家族や周囲の人の思惑や懸念を払拭する努力を続けていました。

退院後の生活についても、ケアセンターに通所して仕事を開始すること、また心配や気がかりを持ったときには早めに相談し、受診することを約束し、外出や外泊を重ねたのち、退院にこぎつけました。ケアセンターとのつながり、近くに住む家族の見守り、ホームヘルパーの利用、保健師による訪問や、担当医との定期的な面談などによって、行動のセルフコントロールに努めています。

また、二組のカップル（Dさん・Eさん／Fさん・Gさん）は、公営住宅に入居できたことで互いの調子の保ち方を支え、学び合って暮らし続けています。ケアセンタースタッフの力をうまく使って〝共倒れ〟にならないように、自分たちの生活のしかたを工夫しているようです。二人で一緒にする担当医との定期的な面談によって、相互の緊張や葛藤を和らげています。集合住宅では近隣の人たちと折り合っていく努力も求められ、そのように多少の緊張感もあることで、互いの間の距離感のようなものが保たれている面もあろうかと思われます。時には、ぶつかり合い、支え合い、補い合ったりして暮らしていることが伝えられてきています。

安易な〝病棟転換型居住系施設〟

国は、遅れに遅れて、十年前になって初めて「入院医療中心から地域生活中心へ」の提起をしました。が、しかし〝受け入れ条件が整えば退院可能な七万二千人の患者の退院促進〟を謳いはしたが、そのための施策の転換を図ることなく、その実現のための人もお金もしくみも不十分なままに置かれ、今度はまた、そのことの反省も行政責任も明らかにせず〝病棟（病床）転換型居住系施設〟という、安易な提示をしました。

以前から国際的な批判にさらされ、改革を勧告され続けてきている精神科病床数の削減と在院日数の短縮のための手っ取り早い帳尻合わせに過ぎず、当事者の地域生活支援への展望を明示するものには決してなり得ていません。

省みるに、私たちの生きるこの社会では〝厄介〟と思われる人々を隔離し、見えなくしてきたことで、その人の存在について考えることをやめてきてしまった、という苦い歴史があります。その苦難に満ちた歩みから学ぶことをなおも怠っています。老人や認知症の人の処遇は社会全体で取り組むべき重要課題であるにもかかわらず、今度もまた国は〝やり繰り〟で切り抜けようとして、その責任を回避し、精神科病院の病棟や病床の名称を変更させ、精神科医療の現場に背負わせようとする策をめぐらしています。それは基本的人権としての「居住権」をないがしろにするものです。

地域で暮らし続けるための居住支援

ここかがやき会における居住に伴う支援を振り返ってみても、メンバーたちの要請に呼応しながら具体的な行動を共にするなかで、さまざまな支えの〝場〟と〝手段〟を提供するよう試みてきました。設立当初からの共同住居や一時（短期）宿泊室の提供はもとより、アパート探し、引越し、生活用品の買い物などを共にすることで、不動産業者、引越し業者、家主などとも顔なじみになる動きによって、その地域にすでにあるネットワークの一端に加わっていくことができます。公営住宅入居の申請や転居の諸手続きを一緒に試みることで、メンバーの一住民としての自覚が高まり、自治体の担当者や関係部署の動きにも、関心を持てるようになっていきます。住んでいる場での困りごとやトラブルが生じたときに相談できる場や人と日頃から知り合っていることが、地域で安心して暮らし続けることにつながります。

怪我や体調を崩して寝込んだときには訪問ケアを要請するなど、メンバー自らＳＯＳを出せるようになっています。スタッフの訪問によって家主や近隣の人を交えての話し合いを持つなど、いろいろな立場の人と触れ合う経験をして、地域での一人暮らしへの心構えのようなものを培っています。

この間の経験を通して私たちは、メンバー一人ひとりにとって「行き止まりのない、ずっと先へと見通しのきく居場所」を住みかとして獲得することが、それぞれが自分の生活をつくっていく上でとても大事なことを痛感させられています。自分が選び取った居住の場があることで、いろいろな人の力を借りることを動機づけられ、一市民として社会資源を使っていくことへの動きが生み出されていくことに、驚きと励ましを得てきています。

安心できる住みかを確保することで、自分が望むように自由な過ごし方もできるようになって、いろいろな人の暮らし方を見聞きできることで、自分も見習いたいと思える人や機会と触れ合う機会が増えていきます。

〝住まうということ〟に伴う諸々の社会の壁や必要とされるサポートは、障害者の地域生活の支援に限ったことではなく、私たちすべてにとっても言えることです。この間、3・11大震災や原発事故で被災した方々の生活再建のプロセスで浮き彫りになっている困難さや、施策的な課題とも重なります。私たちの生きる社会の〝支えのしくみ〟を創っていくことへの道しるべとなり得るものであると、改めて思います。

【初出】
NEWS LETTER、【巻頭言】一市民として暮らす住まいの獲得、二〇一四年一〇月、九七号、社会福祉法人かがやき会

初出文献一覧〔掲載順〕

第Ⅰ部　ケアの成り立ちとその表現

外口玉子（一九八一）序にかえて、方法としての事例検討―精神科看護事例検討会ゼミナール、ⅰ〜ⅷ頁、日本看護協会出版会

外口玉子（一九八一）方法としての事例検討―行為と表現をつなぐもの、方法としての事例検討―精神科看護事例検討会ゼミナール、三〜四三頁、日本看護協会出版会

外口玉子（一九八四）事例検討がめざしていることと私たちのゼミナール五年間の歩み、【シンポジウム】方法としての事例検討―事例検討と臨床を展開する〝ちから〟（一九八四年七月一四日・看護事例検討会主催）、ナースステーション一四（四）：三一八〜三二五頁

外口玉子（一九八二）序、小平地域における保健師の精神衛生活動の記録（小平精神衛生看護研究会編著）、七〜一一頁、看護事例検討会（東京都精神医学総合研究所医療看護研究室内）

外口玉子（一九八八）地域ケアの展開と支援システム、精神医学、三〇（六）：六七九〜六九二頁

外口玉子（一九九七）精神保健活動におけるコンサルテーションに関する研究―地域ケア展開のための方法論（学位論文：東京大学）、第四章「考察」、七三〜八四頁

外口玉子（一九八八）はじめに、人と場をつなぐケア―こころ病みつつ生きることへ、ⅲ〜ｘⅲ頁、医学書院

外口玉子（一九八八）第一章「病む人と向き合うなかで交わし合えていること」、第一部「病む世界がひらかれるとき」、人と場をつなぐケア―こころ病みつつ生きることへ、一～三〇頁、医学書院

外口玉子（一九八八）第二章「ケアの成り立ちと展開の手だて」（第一部「病む世界がひらかれるとき」）、人と場をつなぐケア―こころ病みつつ生きることへ、三五～三八頁、医学書院

外口玉子（一九八八）第三章「内なる世界が語られるとき」（第一部「病む世界がひらかれるとき」）、人と場をつなぐケア―こころ病みつつ生きることへ、七三～七五頁、医学書院

【幕間に】

外口玉子（一九八〇）序にかえて、河野和子・外口玉子編、らい看護から、i～vii頁、日本看護協会出版会

外口玉子（二〇一〇）現場の経験と知恵を〝実践知〟として共有し、発信することへの挑戦、東京都精神医学総合研究所年報、三六号、三三～三五頁

第Ⅱ部　地域で生きる支え

外口玉子（二〇〇九）一人ひとりの生き方を確かめ合う場―この「場」を使って切り拓いてきた可能性と課題、社会福祉法人かがやき会二十周年記念誌『認め合い、つながりをいかし合う社会に向けて』、一～一〇頁、社会福祉法人かがやき会

外口玉子（二〇一〇）これまでの歩みの中で互いに培ってきた経験と知恵（Ⅲ・就労センター「街」十年の活動を振り返って）、就労センター「街」十周年の集い：前へ！「街」の仲間は歩き続ける―就労センター「街」それぞれにとっての十年、二七～三二頁、社会福祉法人かがやき会

外口玉子（一九九六）支えあいの〝場〟づくり／直接的な支え手を支える／ケアセンターの「あゆみ」を振り返って確認できたこと（Ⅱ．あゆみ）、地域で生きる支え―地域ケア福祉センター十年のあゆみ、そして現在、八六～一〇二頁、社会福祉法人かがやき会（地域ケア福祉センター）

外口玉子（二〇〇九）【巻頭言】〝場づくり〟によって蓄積してきた「これまで」を生かして「いま」を大切にし、「これから」をつくっていこう、ＮＥＷＳ ＬＥＴＴＥＲ、七一号、二〇〇九年五月、社会福祉法人かがやき会

外口玉子（二〇一〇）【巻頭言】尊厳ある生き方にふれて、ＮＥＷＳ ＬＥＴＴＥＲ、七六号、二〇一〇年五月、社会福祉法人かがやき会

外口玉子（二〇一〇）【巻頭言】自分らしい生き方を見出す方法としての語らい―立て直しを試みる場で生じていること、ＮＥＷＳ ＬＥＴＴＥＲ、七七号、二〇一〇年九月、社会福祉法人かがやき会

外口玉子（二〇一一）【巻頭言】今、やれることから、つながっていく、ＮＥＷＳ ＬＥＴＴＥＲ、八一号、二〇一一年五月、社会福祉法人かがやき会

外口玉子（二〇一二）【巻頭言】直面せざるを得ない現実の一つとしての身体を通して学び合う―一人ひとりの〝物語〟に出会う（その一）、ＮＥＷＳ ＬＥＴＴＥＲ、八四号、二〇一二年一月、社会福祉法人かがやき会

外口玉子（二〇一二）【巻頭言】働く場で浮上してくる課題に取り組み、一人ひとりが生き方・暮らし方をつくっていく、ＮＥＷＳ ＬＥＴＴＥＲ、八六号、二〇一二年五月、社会福祉法人かがやき会

外口玉子（二〇一二）【巻頭言】現実に向き合い、どこで、どう暮らすかを自分が選びとっていく―一人ひとりの〝物語〟に出会う（その2）、ＮＥＷＳ ＬＥＴＴＥＲ、八七号、二〇一二年九月、社会福祉法人か

がやき会
外口玉子（二〇一三）【巻頭言】一人ひとりが場を担い合い、育ち合っていく―この場で培ってきていることをどう伝えていくか、NEWS LETTER、八九号、二〇一三年一月、社会福祉法人かがやき会
外口玉子（二〇一三）【巻頭言】〝病気であること〟の認め方、人との組み方を学んでいこう、NEWS LETTER、九一号、二〇一三年七月、社会福祉法人かがやき会
外口玉子（二〇一三）【巻頭言】一人ひとりが主体的な使い方のできるサービスを共に創り出していこう、NEWS LETTER、九二号、二〇一三年一〇月、社会福祉法人かがやき会
外口玉子（二〇一四）【巻頭言】一人ひとりの選択によって生み出されていく変化と期待を示していこう、NEWS LETTER、九四号、二〇一四年一月、社会福祉法人かがやき会
外口玉子（二〇一四）【巻頭言】一市民として暮らす住まいの獲得、NEWS LETTER、九七号、二〇一四年一〇月、社会福祉法人かがやき会

【幕間に】

外口玉子（二〇一三）虐待問題を浮上させ、社会的課題として発信する試みの場―始まりのときを支えた場づくりを振り返って、日本高齢者虐待防止学会十周年記念誌、四〜七頁、日本高齢者虐待防止学会
外口玉子（一九九八）【巻頭言】仲間と生きる支え――当事者が主体性を発揮する機会と場を、NEWS LETTER、二六号、一九九八年六月、社会福祉法人かがやき会
外口玉子（二〇〇六）小規模多ニーズ対応の地域ケアの拠点が持つ可能性―精神障害者の地域生活支援の場づくりを通して今後の課題を探る、月刊『地域保健』三七（二）：六六〜七五頁

著者紹介

外口玉子（とぐち・たまこ）

社会福祉法人かがやき会・理事長、地域ケア福祉研究所・所長、東京都医学総合研究所・客員研究員、保健学博士。

千葉県出身。1960年、東京大学医学部衛生看護学科卒業、東京都保健所・保健師、国立病院・看護師、東京大学医学部保健学科・助手を経て、1968年、国立武蔵療養所・看護師長（1971年デイケアを開設）。在任中、WHO（世界保健機関）の招聘により、ボストン大学大学院に留学（理学修士号取得）。

1973年、東京都精神医学総合研究所の開設に携わり、主任研究員として医療看護研究室を創設する。実践的研究活動として、保健師との協働体制をつくり、精神障害者を暮らしの場で支える地域ケアの展開方法を明らかにする。また、看護実践知の確立をめざし、学習会や研究セミナーを開催して、実践から学ぶ方法としての事例検討を提唱する。全国精神科看護事例検討会、地域精神衛生看護研究会を主宰、スーパーバイザー・コンサルタントとしての役割を担い、現場のケアの担い手を支え、リーダーシップの育成に努める。

その間、らい療養所の看護師らと継続的な学習会を持ち、日本のハンセン病者の処遇問題と、そこで看護が担ってきていることを検討し合い、その記録化の作業に携わる。

1977年に開催された第16回国際看護師協会・東京大会にて学術集会部長を務めるとともに、そのシンポジウムにおいて看護の担い手が自己成長を遂げていく方法として、自らの実践における“気づき（KIZUKI）”に関する問題提起を行った。またさまざまな領域の患者会、家族会など当事者が相互に支え合い、学び合う活動へのサポートを担ってきた。

1986年、障害者や家族、地域の支え手らの有志を募り、精神障害者の生活支援の拠点として「地域ケア福祉センター」を立ち上げ、精神保健福祉法の成立を契機に、1989年「社会福祉法人かがやき会」を設立、理事長に就任。福祉ホーム、共同作業所、一時宿泊・短期宿泊、生活支援センター、グループホーム、就労センターなど、地域に根づいた生活支援の場をつくり、現在に至る。

この間、東京大学医学部保健学科のほか、東京医科歯科大学医学部保健衛生学科、宮城大学看護学部、北里大学看護学部などの非常勤講師を歴任。また、衆議院議員（1990～1993年）、国際医療福祉大学大学院教授（2000～2003年）などを務める。

主な著書に、精神科看護の展開（共著、医学書院、1967年）、問われ、問いづづける看護（共著、星和書店、1977年）、らい看護から（共編著、日本看護協会出版会、1980年）、方法としての事例検討（編著、日本看護協会出版会、1981年）、人と場をつなぐケア（医学書院、1988年）、地域で生きる支え一地域ケア福祉センター10年のあゆみ、そして現在（編著、社会福祉法人かがやき会、1996年）、系統看護学講座26「精神保健看護の基本概念」／系統看護学講座27「精神保健看護の展開」（共編著、医学書院、2008）、“困りごと”からケアは始まる一実践からの学びを支えるスーパービジョン（共著、ゆう書房、2008）など多数。

この、ケアなるもの——外口玉子自撰集《とぐちたまこじせんしゅう》

定価（本体 2,500 円＋税）

2014年12月16日　初版第１刷発行

著　者　外口玉子《とぐちたまこ》　＜検印省略＞

発行所　ゆう書房
〒152-0023　東京都目黒区八雲 3-29-20-209
電話／FAX　03-5701-3399

印刷所　昴印刷株式会社
編集協力／鈴木徹一
装丁／装釘室　臼井新太郎
カバー写真／スズキアサコ

ISBN978-4-904089-03-3 C3047